改變癌狀態

李 忠 著

U0106897

香港太平書局

本書由北京科學技術出版社授權出版，僅限香港、澳門銷售。

改變癌狀態

作　　者：李　忠

責任編輯：蔡耀明

封面設計：張　毅

出　　版：香港太平書局

　　　　　香港筲箕灣耀興道 3 號東滙廣場 8 樓

　　　　　http://www.commercialpress.com.hk

發　　行：香港聯合書刊物流有限公司

　　　　　香港新界大埔汀麗路 36 號中華商務印刷大廈 3 字樓

印　　刷：陽光印刷製本廠有限公司

　　　　　香港柴灣安業街 3 號新藝工業大廈（6 字）樓 G 及 H 座

版　　次：2011 年 6 月第 1 版第 1 次印刷

　　　　　© 2011 香港太平書局

　　　　　ISBN 978 962 32 9347 1

　　　　　Printed in Hong Kong

前　言

　　癌症是殺手，談癌色變，一點也不誇張，但是癌症真的是不治之症嗎？癌症真的如此可怕嗎？我想癌症本身並不可怕，可怕的是我們缺乏正確的認識，缺乏合理的治療，缺乏樂觀的態度。

　　從事中醫藥防治癌症這麼多年來，我一直在思考一個問題，就是"癌到底是甚麼"？現代醫學認為癌是機體在各種致癌因素的作用下，局部組織異常增生而形成的新生物。癌細胞就是異常增生的細胞。英文稱為"Cancer"，原意為"螃蟹"。形容"癌"的無規律性，像螃蟹一樣橫行霸道，不受任何約束，任意繁殖，可向周圍擴散，不管是硬如岩石的骨質，還是韌如牛皮的筋膜，都可以被這個號稱"螃蟹"的癌侵犯損害。中醫稱癌為"岩"、"積聚"、"癥瘕"，認為其多由於正氣不足，氣滯、血瘀、痰凝、濕聚日久凝聚而成的產物。一個認為是新生物，一個認為是病理產物，其實沒有太大的區別，似乎並沒有將"癌"到底是甚麼說清楚。所以，關於"癌"的治療一直很茫然，現代醫學圍繞着這種認識，開展了以攻擊、殺滅癌細胞為主的各種治療，如手術、化療、放療等。而目前的中醫根據自身的認識，也開展了針對氣滯、血瘀、痰凝、濕聚這些病理產物為主的治療，採用理氣、化瘀、化痰、除濕等一系列方法。現代腫瘤臨床療效如何呢？這無須我們來細說。

　　我們應該不斷地問"癌到底是甚麼呢？"這個問題的解決才是我們開啟癌症治療大門的金鑰匙！其實，我認為"癌"既不是一種細胞，也不是痰或瘀。"癌"應該是一種狀態，我們暫且稱它為"癌狀態"。這是一種人與自然，人體內部五臟六腑之間失衡的狀態。

　　癌是一種狀態，要想真正解決癌症，就必須改變"癌狀態"，改變癌細胞賴以生存的土壤。有了這種認識，就使我們在癌症的治療選擇中變得更加理性，從而避免盲目崇尚"速戰速決"、"斬盡殺絕"觀點帶來的過度治療，真正強調在維護生活質量基礎上的癌瘤病灶的有效控制，注重達到中醫"臟腑和、氣血和、陰陽和、經絡通"的狀態，這才是我們臨床治療所希望達到的目標。

　　本書並非專業論文，只是一種科普讀物，是筆者在長期的臨床實踐中所獲得的一些感悟和癌症防治的新觀點，這些感悟和觀點，我也曾寫過一些科普性的文章發表在我的網誌中(http://toumorblog.sohu.com/)，希望能幫助更多的患者正確認識癌症，選擇科學合理的治療方法，更好地發揮中醫藥在癌症臨床治療中的優勢和特色，這也是本書編寫的目的和初衷。

　　我們有理由相信，在中西醫學者的共同努力下，癌症已不可怕，帶瘤生存已成為現實，戰勝癌症並不遙遠。

目　錄

第二部分　如何改變癌狀態

第三部分　治療後的康復

第一部分

認識狀態治療

癌，是一種狀態

生活方式影響了「癌狀態」的發生

體質是癌症發生的內在因素

改變「癌狀態」，點燃新希望

一、從“談癌色變”說起

　　癌症是殺手，談癌色變，一點也不誇張，世界衛生組織（WHO）報告 2000 年全球癌症死亡人數已經超過 700 萬大關，防治癌症已成為當務之急。但過度治療危害猛於虎，必須選擇科學的治療方案，延長生命，提高生活質量。

癌的發病率和死亡率不斷上升

　　“癌症正在成為人類的第一殺手。”《中國癌症預防與控制規劃綱要（2004 ～ 2010)》開篇就這樣寫到。癌症是殺手，真是一點也不假。據 2003 年 WHO 公佈的數據顯示：2000 年全球共有惡性腫瘤患者 1000 萬，其中男性 530 萬，女性 470 萬；因惡性腫瘤死亡者高達 620 萬，佔總死亡人數的 12%，在多數發達國家這一數字可達 25%。在發展中國家，由於城市化進程的加快，人們飲食習慣發生很大變化，與飲食密切相關的腫瘤的患病幾率大幅上升。WHO 警告：“若不採取行動”，至 2020 年全球每年新發病例將達 1500 萬。腫瘤患者總數，在發展中國家將增長 73%，而發達國家增長 29%。

　　中國是發展中國家，總體來説癌症佔居民死亡原因的 19%，已接近發達國家的水平，而在中國的北京和上海分別為 24% 和 26%。衛生部公佈的 2006 年城鄉居民主要死亡原因統計顯示，惡性腫瘤已成為中國人的首要死亡原因。若不加以控制，20 年後中國癌症死亡人數將增加 1 倍。（編按：據香港食物及衛生局 2009 年數據，癌症已成為香港頭號致命疾病。）

據專家預測，由於中國目前環境污染和吸煙問題仍然嚴重，在 2025 年前癌症總的發病率不大可能下降，所以癌症是我們必須面對的多發病和常見病。中國癌症發病率一直處於上升趨勢，癌譜也發生了較大變化。發達國家高發的乳腺癌、大腸癌，在中國也進入了癌譜發病率的前 10 位。而發展中國家高發的肺癌、肝癌在中國的發病率同樣高居不下，胰腺癌和腎癌等少見惡性腫瘤的發病率也越來越高，形成了發達國家與發展中國家癌譜並存的嚴峻局面。

癌症的高發病率和死亡率不得不讓我們感到擔憂，"癌症爆炸"的描述似乎也不過分。無論手術、化療、放療和靶向治療，似乎都無法從根本上解決癌症的問題，而這些治療所帶來的毒副作用和由於濫用藥物所造成的治療延誤給患者帶來了更大的身心傷害，所以，正如著名腫瘤專家孫燕所言：在臨床腫瘤學中我們遠遠沒有達到完美地將多數癌症治癒，我們需要"創新挽救患者"。

過度治療

癌症的主要治療方法如手術、化療、放療都帶有一定的破壞性和毒副作用。如何把握好療效和毒副作用之間的關係一直是臨床醫生十分重視的問題。以往的腫瘤治療模式主張將腫瘤完全殺滅，但在強調整體醫學的今天，已顯出它的弊端，它往往造成腫瘤的過度治療。臨床常常可以見到，部分癌症患者的死亡不是因為癌症本身造成，而是由於不恰當的過度損傷性治療所致，如肝癌合併肝硬化腹水、黃疸，仍然施行手術治療和化療藥物介入，導致肝功能衰竭而致死；肺癌淋巴轉移，肺葉切除後再行化療，導致患者呼吸功能衰竭更加嚴重，患者極其痛苦；患者白細胞過低仍然堅持高強度化療，導致患者骨髓造血功能衰竭合併感染、高熱，最後患者死亡等。這樣的治療做得越多，對患者損害越大。這也充份地證明了過度治療對癌症患者來說是致命的。

造成過度治療的原因很多，既有我們對腫瘤認識的不足，也存在包括醫療管理體制、患者及家屬盲目性需求等諸多方面的問題。

1. 規範和適度治療是提高療效的關鍵

現代研究顯示：對於複雜和嚴重的疾病，目前醫學上沒有立竿見影的治療辦法。譬如肺癌的化療，其總體治療有效率還不到50%，化療的有效與無效，只有試過了才知道。因此，目前癌症的治療模式是所謂的“知錯才改”模式，即用一個方案，達不到預期的效果了，就換另一個試試。對於癌症患者來說，我們不可能無止境地試下去。從醫療的整個過程來看，界定是否過度治療並非易事。但對於一些原則上的治療是否過度，則有標準可循，譬如化療的週期數，我們以非小細胞肺癌為例，過去，針對IV期，可以接受化療的患者，沒有統一方案，一般做8個週期，或每個化療方案用至病情改善為止。

美國臨床腫瘤學會公佈的 2003 年"不可切除的非小細胞肺癌 ASCO 治療指引"明確指出：進行放化療的 III 期非小細胞肺癌患者，化療的週期數在 2 ～ 4 個之間，對 IV 期患者，化療應停止在 4 個週期；即使化療有效，也不應超過 6 個週期。這相對於 1997 年版的不超過 8 個週期而言，大大縮短了晚期肺癌患者有代價的治療時間。化療週期從 1997 年的 8 個週期到 2003 年的 4 個週期，是根據 6 年高質量的臨床證據而修改的臨床指引，它成為了我們治療決策的依據。因此我們可以告訴晚期非小細胞肺癌患者，如果規範化療 4 個週期無效，就沒必要再去嘗試更多的化療，並應告訴患者及家屬這樣做的依據是甚麼，以取得他們的理解。

我們在臨床中根據這一原則，將化療與中醫藥治療有效結合，不僅避免了過度化療帶給患者的危害，同時，也提高了患者的生活質量，有效延長了生存週期。

2. 過度治療危害猛於虎

過度治療危害猛於虎，並非危言聳聽，而是事實！外科手術、放療和化療一般被稱為治療癌症的"三板斧"，但是相當多的晚期癌症在無休止地手術、放療、化療下，不僅錢財如流水一般而去，有時候還加速了患者的死亡。有人說，對晚期癌症患者實行姑息治療，似乎有違積極治療的原則，殊不知，有時候防守就是最積極的進攻。如果對患者"積極"過頭，過度治療，給一個即將離世的患者沒必要地開上一刀；或反覆實行治療作用不大而損害更大的化療，在患者短暫的最後時光徒增痛苦。

我們臨床中見過許多這樣的患者，花了幾十萬，甚至幾百萬，忍受了極大的痛苦，最終並沒有達到預期的目的，甚至造成生命的過早凋謝。面對現實，患者及家屬應冷靜下來認真考慮。任何一種療法、藥物的應用都有其適應證。盲目使用"新方法"，不僅不能延長生命，還要白白花大錢。臨床中，我們曾遇見一位晚期肺癌患者，多次化療後效果欠佳，然後選擇中醫藥治療，各方面症狀都得到改善。後來聽說有一種新藥物，又開始使用這種新化療方案，結果三個月後死亡，新化療方案共花費30多萬元。家屬最後也十分後悔！所以，規範、適度的治療才是確保臨床療效好的關鍵。

"有時，去治癒；常常，去幫助；總是，去安慰。"這句流傳世界醫學界的名言提醒我們，有的疾病治癒不了，但是我們總是可以去幫助患者減輕痛苦，時刻都要給患者和家屬以關懷和安慰。把癌症當做一種慢性病，讓患者與之長期安全地共存，以最大限度地提高生命質量，治療的目的是控制和減小癌症對生命的危害，而不是得了癌症一定要斬草除根，即使賠上老本也在所不惜。讓癌症患者與癌"和平共處"，這便是現代醫學治療癌症觀念的一種根本轉變，帶癌生存不僅是可能的，也是現實的。

患者的困惑與茫然

為何我們有"談癌色變"的感覺呢？實際上這是患者在癌症治療中存在的困惑和盲目所造成的。患了癌到底該怎樣治療呢？大多數患者和家屬似乎並不清楚，選擇治療方法的前提就是聽聽哪種方法說得肯定、說得比較神奇，就盲目地去選擇治療，導致許多患者錯過了最佳治療的時機，使用了各種所謂"有效"的治療方法，不但沒有療效，反而使患者承受了巨大的痛苦。當然，造成這種無序治療的原因是多方面的。

合理治療癌症是獲得臨床療效的關鍵，臨床中，我們應正確引導患者選擇科學的治療方案，從而獲得最佳的生活質量和生存週期。對於臨床醫師而言，必須從患者利益出發，根據患者病情狀況、經濟條件等，結合臨床研究進展，分析臨床療效與費用比值，制定適合患者狀況的最佳方案，從而避免過度治療造成的患者痛苦和醫療資源的浪費。

當然，現實中確實存在很大的差異，由於醫院中存在不同的分科，如化療科、放療科、外科、介入科等等，患者一旦確診癌症後，患者與家屬均陷入盲目求醫中，而到了醫院後，由於各科室間缺乏密切的協作關係，所以，假如患者到放療科時，放療醫生並未全面考慮患者的整體病情，能放療者就首先放療，這樣，也為後期治療帶來了困難。患者由於缺乏癌症方面的知識，對治療認識不清，一旦聽說一種方法有效，就想試試，並不考慮是否適合，而有的臨床醫生認為只要患者願意就可以用，而沒有幫助患者綜合分析治療中的問題，也就不能確定正確的治療觀點。

臨床上遇到這樣一位患者：患者老年男性，因肺癌手術、放療、化療後復發轉移，根據患者當時病情和既往治療的情況，確定了以中醫藥治療為主的診治方案，經過三個月的治療，患者臨床症狀明顯好轉，生活質量得以提高，轉移病灶穩定。後來，患者一直未來就診，又經過四個月，患者再次來我院就診時，病情已進一步惡化，詢問情況方知，患者聽說某醫院有種新的化療藥物，所以就到該院接受治療，治療後出現了肝轉移，又去做了介入，再度出現腦轉移。從這個病例，我們可以得到這樣的啟示：患者的選擇一定要與科學合理的治療結合，醫生在尊重患者選擇權的同時，一定要幫助患者建立科學的治療觀。

期望與結果的巨大反差

據有關資料統計，癌症患者中有心理障礙者達 70% 以上，為何會出現如此多的心理問題呢？關鍵原因在於患者對治療的期望值太高，而治療結果與期望形成巨大的反差。治療開始時信心百倍，而治療過程中轉變為懷疑、恐慌，治療後期變成悲觀失望。筆者認為患者身體中的癌細胞並不可怕，可怕的是心理"癌變"。無論癌細胞如何猖獗，我們都能努力去控制、去延緩癌症的進展。一旦患者出現心理"癌變"，"悲觀失望"往往使我們身體的最後一道防線徹底崩潰，導致治療的失敗。所以，解決癌症患者的心理問題，保持患者平穩良好的心理狀態，對提高生存質量、延長生命有着重要意義。

我們臨床中曾經有這樣一位晚期肺癌患者，在診療過程中，雖然患者已大致知道自己的病情，但對於病情的嚴重程度並不了解，患者家屬害怕其了解病情後無法接受，所以整個治療中一直隱瞞病情的嚴重程度，讓患者對治療充滿過高的期望，該患者採用了化療、放療、微創治療、藥物靶向治療等各種治療方法，但病情並沒有像患者期望那樣得到緩解，患者情緒煩躁，求生的慾望與治療效果的反差，使她痛苦不堪。後來到我院求治，從第一次治療開始，我們通過對患者病情的了解，首先幫助患者重新樹立治療的信心，針對其臨床突出的腹瀉症狀進行治療，用藥一週後腹瀉明顯緩解，患者信心增強，情緒穩定。這時，我們及時將病情狀況對患者進行了細緻的分析，指出了治療對病情變化的影響，患者此時才如夢方醒，知道目前治療最真實的效果，所以更積極配合治療，心情也變得快樂起來。

向癌症宣戰

　　癌症已成為威脅人類健康的主要殺手，並非危言聳聽，而是嚴酷的現實，提高癌症防治水平和尋找治療腫瘤的新方法已成為科學家和臨床醫學家所面臨的最大挑戰。1971 年美國總統尼克遜曾簽署了"向癌症宣戰"的國家計畫，美國國家癌症研究機構（NCI）獲得了 651 億美元的巨額科研經費……

　　但是，結果並不讓人滿意，2002 年國際癌症預防聯盟（CPC）無奈地指出："我們輸掉了這場戰爭。"實事求是地說，採用手術、化療、放療等方法來消滅癌細胞確實起到了一定的效果，但對於大多數晚期患者而言，我們仍無良策。同時，癌症治療過程帶來的痛苦卻使患者望而生畏。針對目前的治療方法，我們應該認真反思，傳統對抗性的方式彷彿已走入了一個"死胡同"，我們期待一種全新的研究思路和方式。

　　尋找治療腫瘤的新方法是腫瘤臨床治療的關鍵。如何制伏腫瘤是我們臨床醫生面臨的艱巨挑戰。綜合治療的開始無疑為許多腫瘤患者帶來了曙光。特別是中醫藥在腫瘤綜合治療中的廣泛應用，大大提高了腫瘤臨床療效，改善了腫瘤患者的生活質量，降低了傳統放療和化療中的毒副反應。中藥不僅可直接抑制腫瘤細胞，促進細胞凋亡，而且可激活機體免疫系統，對細胞因子和基因進行調控，還可抑制腫瘤細胞轉移和腫瘤新生血管。中醫藥可能給腫瘤臨床治療帶來新的曙光。

同時，如何提高癌症的整體防治水平不僅是臨床醫學家的責任，而且涉及每一個患者和家屬。可以說，對患者和家屬而言，癌症預防知識的匱乏、盲目求醫、缺乏系統規範化的治療是影響臨床腫瘤治療效果的三大癥結所在。預防知識的缺乏不僅使誘發腫瘤發生的內在、外在因素長期存在，而且使腫瘤早期許多可以發現的蛛絲馬跡被忽略，最終喪失治療癌症的最佳時期。盲目求醫則反映了癌症患者和家屬的一種急切的心態，求生慾望和恐懼交織在一起，使患者在求醫路上滿懷一個個新的希望，又一個個破滅，這樣不僅造成了經濟上的損失，而且在這種盲目的求醫路途中，將生命的希望一點點耗竭貽盡。無論中醫還是西醫均認為，系統規範化的治療決定腫瘤治療的成敗。許多腫瘤患者由於各種原因造成了缺乏系統化規範化的治療，使臨床療效大打折扣，這也是腫瘤治療失敗的主要原因之一。

面對癌症，我們不能退卻，相信自己，相信科學，醫生將永遠是你戰勝癌魔、挑戰生命極限的堅實後盾。讓我們一起來關愛健康，愛護自己，癌症在未來將會低頭！

二、癌是一種狀態

> "癌到底是甚麼呢？"這個問題的解決才是我
> 們開啟癌症治療大門的金鑰匙！我認為"癌"既不
> 是一種細胞，也不是痰或瘀。"癌"應該是一種狀
> 態，我們暫且稱它為"癌狀態"。這是一種人與自
> 然、人體內部五臟六腑之間失衡的狀態。

癌細胞從何而來？

談"癌"的由來，我們必須了解一下人體的構成。人的身體
是由數千億萬個細胞組成，細胞的種類非常多，可是個個識大
體，顧大局，有分工，有合作，工作起來循規蹈矩，所以，把人
體比作一個"細胞國家"，那是再形象不過的了。而每個細胞含有
23 對染色體。DNA 分子的雙螺旋結構纏繞每一對染色體，構成
生命的基因圖譜。

我們的染色體有數百萬不同的信息，它告訴我們的機體應該
怎樣生長，發揮怎樣的功能及怎樣行動。一般情況下，這些基因
正常發揮功能，並傳遞正確的信息，由於基因各盡其職發揮其應
有的功能，使我們的機體擁有良好的健康狀況。但是基因數量之
多，其保存和傳遞的信息量之巨大是驚人的、無法想像的。當每

一次細胞分裂，染色體自身複製，就可能有很多次出錯的機會，這些出現在複製過程中或因外在因素損傷所致的絕大多數"錯誤"，能被機體自身修復。但有時在細胞分裂過程中確實出現了錯誤——變異，改變了一個或更多的基因。變異的基因傳遞錯誤的信息，至少有一條信息與其應該傳遞的不同。一個細胞開始迅速生長，一次又一次的倍增後，就形成一種稱作"癌"的腫塊。這種叛逆的細胞就是"癌細胞"，所以說"癌"就是由身體細胞異常增生的必然結果。

是誰誘導了錯誤的信息而產生這種"叛逆"的癌細胞呢？科學家經過一百多年的研究認為，病毒、真菌、射線、化學致癌劑等是癌細胞的"教唆犯"。人體細胞的代謝可使它們變為容易排泄的廢物，被排出體外，但也可能在酶的生物轉化作用下，使它們變成能直接引起細胞遺傳物質 DNA 突變的最終致癌物。這僅是癌形成過程的第一階段，只需幾秒鐘至幾小時。第二階段，最終致癌物質作用於細胞。如"經 DNA 修復"這一功能有缺陷，DNA 就發生突變，改變遺傳的性能。細胞分裂繁殖時，下一代子細胞接受了錯誤的信息，形態就發生了變化，成為癌細胞。

癌細胞一旦出現，就違背了人體細胞的正常發展規律，開始無限制地自由生長，由一個變成兩個，兩個變成四個，如此下去，細胞以不同的倍增時間進行分裂。快速生長的腫瘤倍增時間可能在 1 ～ 4 週，而較慢生長的腫瘤其倍增時間可能在 2 ～ 6 個月。發生 20 次倍增可能要 5 年，而此時具有 100 萬個細胞的腫瘤僅僅只有針頭大小，倍增發生 30 次左右時腫塊達到直徑 0.5 厘米，X 線才能檢查發現，在此階段，腫塊內具有大約 10 億個腫瘤細胞。第二階段則相當長，大約需要 15～30 年。

癌基因是正常基因

談到癌基因，大家肯定認為這就是癌症發生的罪魁禍首。事實真的如此嗎？看看科學家是如何描述癌基因的吧！1982 年有學者簡潔地將癌基因描述為"引起惡性腫瘤的基因，它們最初在病毒中發現，但它們的演化史表明，正常脊椎動物細胞含有這些基因，它們異常表達時能導致惡性生長。"

癌基因首先在逆轉錄病毒（RNA 病毒）中發現。今天，科學家已經證明從酵母到人類所有生物體細胞內的 DNA 中都"保留"與單個 src 基因或其少數複製幾乎完全相同的 DNA 序列，稱為"細胞癌基因"。一個基因能如此完整保留在各種生物體內，表明這個基因在細胞功能上，即細胞的生長和發育上起着極其重要的作用。

正常細胞中癌基因實際上是一些參與細胞生長、分裂和分化的基因。我們身體中的每個細胞內有許多基因，一般為 300～400 個，控制正常的細胞功能，這些基因在正常細胞中以非激活的形式存在，故又稱為原癌基因。當原癌基因受到多種因素的作用使其結構發生改變時，激活成為癌基因。現已知道，大約有 60 種癌基因與癌的發生有關。癌基因是作為引起惡性腫瘤的逆轉錄病毒的部分而被發現和命名的，而實際上，癌基因是涉及細胞重要功能的一些正常基因的突變型，所以原癌基因的正常功能被描述為產生癌基因的概念是不正確的，然而由於這一名稱已被廣泛應用，再要改變已為時過晚。

癌基因的發現，激發科學家以更大的熱情去研究與癌發生相關的其他基因。不久，人們發現了存在於細胞內的另一類基因——抑癌基因（又稱“腫瘤抑制基因”）。現在認為，抑癌基因在癌的發生上與癌基因同等重要，甚至更為重要。如果説癌基因是難以駕馭的細胞生長“加速器”，那麼抑癌基因就是這種不希望細胞生長的“制動器”。目前了解最多和最重要的兩種抑癌基因是Rb 基因和 p53 基因。在正常情況下，抑癌基因通過它們的蛋白產物（核蛋白）控制細胞生長，或通過酶激活和抑癌基因失活共同作用。

怎樣才算健康狀態

關於健康，古人早有明確的認識，曾云：“體壯曰健，心怡曰康”。中醫經典名著《黃帝內經》更詳細地指出健康的模式——“夫上古聖人之教下也，皆謂之虛邪賊風，避之有時，恬淡虛無，真氣從之，精神內守，病安從來。是以志閒而少慾，心安而不懼，形勞而不倦，氣從以順，各從其欲，皆得所願。故美其食，任其服，樂其俗，高下不相慕，其民故曰樸。是以嗜欲不能勞其目，淫邪不能惑其心，愚智賢不肖不懼於物，故合於道。所以能年皆度百歲而動作不衰者，以其德全不危也。”從上述經典論述中，完全可以感受到甚麼是“健康”，如何才能保持“健康”。其實，通俗地説，健康就是一種狀態。

　　傳統中醫一直強調天人相應，認為人的生命活動和自然環境息息相關，人的生命之本在於陰陽。人的九竅、五臟、十二節都和天氣相通。要保持健康狀態，就必須順應天氣，只有這樣，陽氣固護，邪氣才不能傷害於人；如果不能順應天地自然的規律，則使正氣受損，而出現"疾病狀態"。

　　現代醫學也認為健康是一種狀態。荷蘭學者斯賓諾曾對健康作過精闢的論述：保持健康是做人的責任。健康的身體不僅是個人的需求，也是家庭和社會的需求。隨着社會的發展和進步，"健康"的概念也在不斷更新。1948 年前人們認為無病就是健康。世界衛生組織成立時給健康的定義是："不僅沒有疾病和虛弱，而且心理適應競爭社會時處於完美的狀態中。"1990 年代，健康定義強調了環境要素，即健康是生理－心理－社會－環境四者的和諧統一。21 世紀，"健、康、智、樂、美、德"六字組成了所謂的"大健康"概念，成為幸福人生的最佳境界。

　　現代許多研究表明：健康是一種各個方面的平衡狀態，主要表現為：

　　1. **酸鹼平衡**：在正常情況下，人體通過自身的緩衝調節作用，使血液的酸鹼度保持在 7.35 ～ 7.45，機體免疫力強，很少生病。但是若吃了過多的酸性或鹼性食物，超出人體的生理調節能力，就會使血液偏酸或偏鹼。兒童常見的是發育不良、食慾不振等；中老年人則易患神經系統疾病、血壓升高、動脈硬化、腦出血、胃潰瘍等病症。研究也表明：癌症發生與酸性體質有關。為了避免血液的酸鹼失衡，有必要進行酸鹼性食物的合理搭配。水果、蔬菜中大量存在的鉀、鈉、鈣、鎂等礦物元素，它們在人體內最終代謝產生為帶陽離子的氧化物，呈鹼性，故水果、蔬菜屬鹼性食品。大部分的肉、魚、蛋等動物性食品和大米及其製品均屬於酸性食品。

2. **動靜平衡**：現代醫學認為，生命處在動靜平衡之中，生命既在於運動，更在於靜養。在時間分配上，應是三分運動七分靜養，動靜相結合。運動鍛鍊的側重點是練筋、骨、皮，靜養鍛鍊的側重點是煉精、氣、神。人在運動時，尤其是慢跑、游泳等全身性運動項目能有效地改善全身的氧氣供應，增加肺活量，加快血液循環，促進胃腸有規律地蠕動，加強心肌力量，保持動脈的彈性和活力，預防多種疾病和延緩衰老。但如果運動量過大，會造成人的新陳代謝速度過快，能量消耗過多，體內各細胞和各系統得不到有序化的調整，時間一長，勢必影響到健康。

其實，傳統中醫學早就注意到了"勞逸"的問題，如《素問‧宣明五氣篇》曰："久視傷血，久臥傷氣，久坐傷肉，久立傷骨，久行傷筋，是謂五勞所傷。"明確指出了過度運動對人體造成的傷害。我們認為人的生命是形氣相合的結果，"形"是我們的軀體，而"氣"是自然宇宙分配給我們的一定量的氣，當這個一定數量的氣消耗完了，生命也就宣告結束了。古人給這個氣的限度，叫做"氣數"。我們舉一個很簡單的例子，大家可能很容易理解，大家都知道氧氣瓶吧？氧氣瓶內的氧氣數量是一定的，如果我們節約用，使用的時間就會長些；如果我們不注意節約可能很快就用完了。其實，我們的身體也好比氧氣瓶，裏面的氣是一定的，也就是說"氣數"是一定的。我們如果按照規定合理使用，就既能發揮作用，又能用得時間長些；如果我們將閥門開得很大，本是低流量給氧，變成高流量給氧，不僅沒起到作用，反而造成了浪費！所以，錯誤理解"生命在於運動"的真正含義，從而劇烈運動、大消耗的運動，實際上是開大了生命之氣的"閥門"，氣自然消耗增多，用的時間自然也縮短。所以，動靜平衡對保持人的"氣數"很重要！

3. 心理平衡：人對外界的事物，總會存在不同的距離，人與人之間的關係尤其如此，或親或疏，或近或遠。人往往在心靈上確立了一個支點，來認識和保持與外部事物之間的平衡。《黃帝內經》中明確指出"恬淡虛無，真氣從之，精神內守，病安從來"。這種平衡相對穩定，對人體健康大有益處。然而，一旦外部事物發生嚴重的、逆轉性的變化，人在心理上確立的支點往往就會隨之移動，從而陷入一種傾斜狀態的心境中。這種失去平衡的心態，往往使人陷入深深的苦惱之中。現代醫學證明：70% 的患者只要消除了恐懼和憂慮，病就會自然而然地痊癒；98% 以上的疾病會因為心情愉快出現明顯的好轉。健康的心理導致健康的行為，健康的行為才能獲得幸福、美滿的生活。

在中國約有 70% 的人處於亞健康狀態。這是醫學權威機構對33 個城市的專項調查得出的驚人結論。亞健康狀態是一種不穩定狀態，具有雙向性：若聽之任之，則可向疾病狀態轉化。誰的健康意識和健康能力提高了，誰就具備了擺脫亞健康、將疾病消滅在萌芽狀態的能力。我們常言："身體是革命的本錢"。擁有了健康，才會擁有世界上最美好的事物。要想保持這種健康的狀態，首先要建立科學的生活方式，進行適度的體育鍛鍊；第二，講究科學飲食，營養結構合理；第三，勤於用腦，善於學習；第四，養成樂觀的性格，心胸豁達開朗；第五，處世曠達，與人為善，寬以待人。

橘生淮南為橘，生於淮北為枳

談了"健康狀態"，我們就不難理解何謂"癌"？"癌"也是一種狀態，是一種人與自然，人體內部五臟六腑之間失衡的狀態。舉一個簡單的例子，大家都了解種子與土壤的關係吧？不同的種子適合於不同的土壤，從而形成了不同的植物，同一種子在不同的土壤中生長，也會發生變化。先秦時齊人晏子曾云："橘生淮南則為橘，生於淮北則為枳，葉徒相似，其實味不同。所以然者何？水土異也。"古人這段話更印證了這個道理，淮南香甜的橘子栽植到淮北就變成苦澀難吃的枳，原因無他，就是水土變了。其實，"癌"的發生又何嘗不是這樣的呢？人體本身就是由細胞構成，每一個細胞就像一粒種子，如果人體處於一種健康的狀態下，就好比擁有肥沃的土地、充足的水分，種子就會茁壯成長；若土壤不好，種子優良也沒有用，最後還是長不好，只能變化產生"癌"。

現代醫學認為癌細胞是由機體細胞變異而來的，不是外來的。腫瘤的形成與內外因關係密切。從分子生物學角度分析可能是由於基因調控的失調，破壞了正常細胞生長的平衡調節，使細胞生長失去正常控制。同時，正常免疫功能缺陷也是癌發生的條件。

中醫學一貫強調"天人相應"和"整體性"，人與自然之間不斷進行物質和能量的交換，以維持陰陽動態平衡。同時，人體內各系統之間亦不斷進行物質和能量的交換，維持各系統間的陰陽動態平衡。這些現象正是"耗散結構"在人的生命體中的具體表現，現代研究表明：人的生命體正是一個遠離平衡態的開放系統，它與外界交換物質和能量的通道除了"吃"這種粗放的通道外，更重要的是通過經絡系統的"浮絡"及各個穴位到內連五臟六腑的"經脈"這個精細的通道而完成的。這是保證完成"大生理功能"物質和能量供應的主要途徑。經絡中的精微物質能與每一個細胞接觸，通過細胞膜上的離子通道能與細胞中的物質接觸，所以才有完成"大生理功能"的條件和機會。

筆者認為人體與自然、體內各系統、細胞內外時刻都處於一種動態的陰陽平衡中。正如《黃帝內經》所言："夫自古通天者，生之本，本於陰陽。天地之間，六合之內，其氣九州、九竅、五臟、十二節，皆通乎天氣。其生五，其氣三，數犯此者，則邪氣傷人，此壽命之本也。"又言"蒼天之氣，清淨則志意治，順之則陽氣固，雖有賊邪弗能害也……，失之則內閉九竅，外壅肌肉，衛氣散解，此謂自傷，氣之削也。"說明了人體與自然的統一性。由於各種內外因作用，破壞了人體與自然的動態平衡，使陰陽失和，容易導致疾病產生。《黃帝內經》曰："凡陰陽之要，陽密乃固，兩者不和，若春無秋，若冬無夏，因而和之，是謂聖度。故陽強不能密，陰氣乃絕，陰平陽秘，精神乃治，陰陽離決，精氣乃絕。"人體與自然界陰陽動態平衡的失調，進一步會影響體內各臟腑間平衡，使五臟之氣運行失調，經絡氣血流行不暢，正氣受阻，邪氣滋生，久之，癌毒內生。正如：《靈樞·

百病始生》云："是故虛邪之中人也，始於皮膚……留而不去，則傳舍於絡脈……留而不去，傳舍於經……留而不去，傳舍於輸……留而不去，傳舍於伏沖之脈……留而不去，傳舍於腸胃……留而不去，傳舍於腸胃之外，募原之間，留着於脈，稽留而不去，息而成積。或着孫脈，或着絡脈，或着經脈，或着輸脈，或着於伏沖之脈，或着於膂筋，或着於胃腸之募原，上連於緩筋，邪氣淫泆，不可勝論。"

現代醫學所言腫瘤細胞是由機體細胞變異而來的，與傳統醫學的"癌毒內生"有不謀而合之處。從上述分析，細胞癌變實質上就是由於體內平衡失調，導致細胞內外陰陽失和，陽氣不能內固，促進細胞分化的原動力不足而造成的細胞突變，形成癌瘤。

造成"癌狀態"的根本原因在於現代人生活習慣違背自然之規，正如古人言："上古之人，其知道者，法於陰陽，和於術數，飲食有節，起居有常，不妄作勞，故能形與神俱，而盡終其天年，度百歲乃去。今時之人不然也，以酒為漿，以妄為常，醉以入房，以欲竭其精，以耗散其真，不知持滿，不時禦神，務快其心，逆於生樂，起居無節，故半百而衰也"（《素問‧上古天真論篇》）。這些不良的習慣實際上也是導致當今癌症患者增多的主要因素。由於現代環境的惡化、飲食結構的改變、生活壓力的加重、不良情緒的增加、起居無常等眾多因素的作用下，使人由"健康狀態"逐步進入了"癌狀態"。如果人們還不及時糾正這種狀態，正氣受損，臟腑功能失調，氣血運行不暢，才導致癥瘕積聚的產生，癌腫自然發生了……

殺盡癌細胞？

在癌症的臨床治療中，"殺盡癌細胞"是我們大家所共同期待的結果，但是 100% 地消滅癌細胞似乎只是一種天方夜譚的想像。癌症是一個全身性疾病的局部表現，現代治療中的手術、放療等都屬於局部治療，最理想的情況下，只可能解決局部可見病灶。化療雖為全身治療，但根據 Skipper 提出的"細胞殺傷假説"，藥物殺傷癌細胞符合一級動力學原理，即藥物的某一劑量通常可殺傷一定百分比的細胞而不是一定數量的細胞。Skipper 認為理想的化療消滅 99.9% 的癌細胞。即使是 99.9% 這一百分比的癌細胞，在臨床通過反覆的化學藥物治療也是遙不可及的目標。

在臨床中，許多患者都重複採用各種"攻擊性"的治療手段，但結果似乎並不理想，關鍵問題在哪裏呢？其實，主要在於我們過度強調殺滅癌細胞，而忽略了患者全身的狀況，忽略了患者的生活質量。當我們反覆採用這些攻擊性的治療方法時，可能給機體造成了更大的傷害，摧毀了人體自身的免疫防衛系統。有時，感覺似乎暫時控制了"癌"的發展，但更大的問題——轉移復發隨之而來。由於人體自身內環境的破壞，給癌細胞的再度發展提供了很好的條件，癌細胞就很容易死灰復燃，而且，這種癌細胞對人體的攻擊能力更強了。可能患者無論在身體上、精神上、經濟上都付出了極大的代價，換回的只是短暫的緩解和身體的巨大創傷。從目前癌症的死亡原因看，大約有 30% 患者是因為過度治療而死亡的。

怎樣才能真正的戰勝癌症呢？西醫鼻祖希波克拉底早在公元前五世紀就說過：並不是醫生治癒了疾病，而是人體自身戰勝了疾病！對於癌症的治療也正是如此，我們應該首先在盡量保證患者身體的狀態和功能的前提下，有效地殺傷癌細胞，讓患者活得更好，活得更長。

對付癌症就要改變 "癌狀態"

前面我們已經分析了，"癌" 既不是一種細胞，也不是痰或瘀，"癌" 是一種狀態，這是一種人與自然、人體內部五臟六腑之間失衡的狀態。要想預防和控制癌症，就必須改變 "癌狀態"，改變產生 "癌細胞" 的 "癌環境"。現代的治療，無論手術、化療和放療，均是治標之法，這些攻擊性手段只是暫時殺傷了癌細胞，同時，又進一步導致體內環境的惡化，加劇 "癌狀態"，從而為癌的轉移復發埋下了隱患。

如何改變 "癌狀態" 呢？根據我們的研究，提出了 "狀態療法"。"狀態療法" 就是根據中醫天人相應的原則，採用天然中草藥，調節五臟六腑的功能狀態，恢復人體陰陽平衡、臟腑平衡、氣血和調，達到人與自然、人體內部環境的協調，杜絕了 "癌細胞" 生存的土壤，從根本上控制癌細胞轉移和擴散。臨床中，我們通過 10 餘年的研究發現，注重患者的整體狀況，改善患者的機體內環境，臨床往往能取得很好的效果。

12 年前當劉先生即將退休，憧憬享受美好的晚年生活時，癌魔已悄然向他走來。醫院確診劉先生患上了非霍奇金淋巴瘤，在家人的陪同下，他住進了一家醫院接受化療，然而不幸的是由於化療的毒副作用，使本來虛弱的他更加虛弱，無情的癌魔迅速波及全身，死神正悄悄地向他走來。這時劉先生經人介紹，開始使用"狀態療法"，着重恢復正氣，改善五臟狀態，在中藥的保護下，經過幾個週期大劑量的化療，他不但沒有倒下，反而逐步走向健康，達到了臨床治癒，西醫專家也無不驚訝。目前，劉先生已健康生活 12 年。

三、生活方式影響了癌狀態的發生

現代研究認為：癌是一種狀態，是一種生活方式性疾病。我們日常的生活方式是甚麼呢？起居、睡眠、運動、飲食等等，都是人類的主要生活方式，不正常的生活方式往往導致了"癌狀態"的發生。

飲食自倍，腸胃乃傷

大家可能都知道《黃帝內經》，這是中醫防病治病的寶書，其中關於飲食有這樣精闢的論述："飲食自倍，腸胃乃傷"。"膏粱之變，足生大丁"。這兩句話，簡單而意義深刻。大家想想很多疾病的產生不正是飲食失調所致嗎？飲食所傷，往往影響脾胃功能，聚濕、生痰、化熱或變生他病，為腫瘤的發生埋下了伏筆。

臨床上有一位趙先生，被確診為食管癌，追問其飲食情況時發現趙先生喜歡燙食，而且平時吃飯速度很快，這些不良的飲食習慣，都成為他發病的誘因。其實，這些情況在很多古書中都有警示，《醫學統旨》在論述"噎膈"病因時指出："酒煿炙煿，黏滑難化之物，滯於中宮，損傷腸胃，漸成痞滿吞酸，甚則噎膈反胃。"《醫門法律》亦曰："滾酒從喉而入，自將上脘燒灼，漸有熱腐之象，而生氣不存，狹窄有加，只能納水，不能納穀者有之，此所以多成膈症。”這些不當的飲食習慣或飲食偏嗜，往往會給機體帶來某些不良的刺激，這在腫瘤、特別是消化道腫瘤的病因中佔有重要地位。

大家都疑惑，現在社會發展，生活水平提高了，為何癌症反而會增多呢？這些問題不難回答。雖然社會發展了，但人們的飲食結構也發生了很大的變化，飲食營養的平衡失調嚴重影響了現代人的身體健康，飲食的無節制也是現代疾病發生的重要病因。癌症發病率之所以如此之高，確實與飲食有密切關係！臨床中，我們追問患者的飲食時，大多數都有飲食失調的情況，有的是偏食，有的是暴飲暴食，有的是過食刺激性食物，有的則飢飽不調等等。正如《景岳全書》曰：“飲食無節，以漸留滯者，多成痞塊。”《濟生方》也指出：“過餐五味，魚腥乳酪，強食生冷果菜停蓄胃脘⋯⋯久則積結為癥瘕。”上論說明，若飲食失節、飢飽失常，使腸胃功能失調，不能消化飲食，積滯內停而成積聚癥瘕。

現代研究也顯示，許多癌症與生活水平提高後飲食失調有密切關係。據流行病學研究表明：西方人由於長期食用高脂肪膳食，乳腺癌、前列腺癌和結腸癌的發病率明顯高於東方人。動物實驗亦表明：長期攝入過量蛋白會使某些部位的癌症發病率升高。科學家的動物研究還發現，癌症的發生與進食種類關係不大，而和進食數量關係密切。國內外近年報道：飲熱茶能破壞人體食管的“黏膜屏障”。據中國食管癌高發地區流行病學調查，全部食管癌患者中發現 7% 左右的人有喜好熱飲、硬食、快食或飲酒的習慣，並經動物實驗研究證明：飲酒和熱食、快食等對管道黏膜有一定的灼傷和腐蝕作用，黏膜細胞出現增生性病變，進一步可發生癌變。此外，研究亦表明：自然界中廣泛存在一種真菌黃麴酶素，其中黃麴酶素 B_1 是目前所知的強致癌物質，此毒株所產生的毒素，尤其對肝癌有較強的誘發性。另外，亞硝胺類物質，3、4– 苯並芘等的污染，均可導致癌症的發生。

心理平衡是防癌抗癌的金鑰匙

偶然的機會，拜讀了濟羣法師所著的《心靈環保》一書，心裏也豁然開朗，我想人們之所以患病，環境污染固然是一個重要的方面，更重要的則是心靈污染！當然，癌症也不例外。現代研究認為：不良的情緒變化是癌症的"活化劑"。有學者收集近 50 年的資料，發現憂鬱、焦慮、失望和難以解脫的悲傷等不良情緒常常是癌症發生的"前奏"。美國本松博士調查的 500 例癌症患者都有明顯的神經創傷史。

有關醫學調查表明，癌症患者中約有 66％患抑鬱症，10％患神經衰弱症，8％患強迫症。其中，抑鬱症和焦慮症發病率最高。精神崩潰導致 1/4 的癌症患者治療後轉移復發。

在物質文明發達的今天，利潤最大化的原則幾乎左右了所有人的生活觀點，這所造成的污染不僅是那些有形的污染，所破壞的也不僅是人類賴以生存的環境，更在不知不覺中逐步侵蝕人們的心靈，現代人雖然有了現代化的生活，但所面臨的煩惱與痛苦卻增加了，關鍵的問題在於人們的心靈在物慾橫流的今天被污染了。

臨床中，我們經常與患者交談，希望從交談中了解患者誘發癌症的可能原因，大多數的患者似乎都有這樣或那樣的不正常的心路歷程，情感的困惑、工作的壓力、生活的煩惱等等，彷彿陷入了一個痛苦的深淵。李女士就是這樣一位患者，本來是一個性格開朗的人，但不幸的婚姻卻給她造成了極大的心理壓抑，在經歷這種痛苦的打擊後，李女士偶然間發現自己的右乳房有了一個腫塊，就有不祥的感覺，經確診為乳腺癌，並行了乳腺癌根治術。這時，患者的心情也低落到了極點，就診時患者顯得十分抑鬱，針對這種情況，我們採用中醫藥與心理治療相結合的方法去調理，患者不僅成功地完成了術後的化療，同時，也走出了過去的心理陰影。

關於癌症與情緒變化之間的關係，其實，中醫學中早有許多精闢的論述。中醫將人的正常情緒變化分為七種，即喜、怒、憂、思、悲、恐、驚，稱為七情，七種情志的太過或不及中醫稱七情內傷。不同的情緒變化根據五行屬性又歸屬於心、肝、脾、肺、腎五臟。正常的情緒變化能保護人體臟腑氣血功能，但如果發生情志太過或不及則可引起體內氣血運行失常及臟腑功能失調，為引發腫瘤埋下內在的隱患。

喜傷心：喜就是高興，俗語說："笑一笑，十年少；愁一愁，白了頭。"但是過喜也會傷心，中醫謂："大喜傷心"。明朝年間范進中舉而發瘋就是這樣的事例。

驚恐傷腎：常有這樣的事情，當貪贓枉法之徒面對證據時，往往被嚇得"屁滾尿流"。

怒傷肝：正如《靈樞》曰：“內傷於憂怒……而積聚成矣。”我們臨床上發現凡愛生悶氣發火的人更容易導致癌症。《婦人大全良方》認為乳癌的發生：“此屬肝脾鬱怒，氣血虧損。”如何解析這些現象呢？乳房的正常功能主要與肝主疏泄、肝藏血的功能有關，肝主疏泄主要體現在人體氣的疏通和排泄。《素問·靈蘭秘典論篇》對肝有形象的描述：“肝者，將軍之官，謀慮出焉。”

憂思傷脾：憂思與現代“緊張、壓力”有關。噎膈（食管癌）在《素問·通評虛實論篇》認為是“暴憂之病也。”《醫學津梁》在論述噎膈時指出：“由憂鬱不升，思慮太過，急怒不伸，驚恐變故，以致血氣並結於上焦，而噎膈多起於憂鬱，憂鬱而氣結，氣結於胸，臆而生痰，久者痰結塊膠於上焦，通絡狹窄，不能寬暢，飲或可下，食則難入而病成矣。”《醫宗必讀·反胃噎膈》認為噎膈，“大抵氣血虧損，復因悲思憂慮，則脾胃受傷，血液漸耗，鬱氣生痰，痰則塞而不通，氣則上而不下，妨礙道路，飲食難進，噎塞所由成也。”而《景岳全書》亦認為：“噎膈證必以憂愁思慮積勞積鬱而成。”上述醫家均認為，噎膈的發生主要在於情志的異常變化。突然強烈或長期持久的情志刺激，可以直接影響機體的正常生理功能，使臟腑氣血功能紊亂，經絡不能暢達，鬱結胸中，久則癌腫成矣。

當然，臨床所見，不僅噎膈與情志關係密切，尚有多種癌症的發生均與強烈或長期情志刺激有關。《丹溪心法》指出乳癌多因“憂恚鬱悶，昕昕積累，脾氣消阻，肝氣橫逆”所致，更明確提到沒有丈夫或失志於丈夫的女子更易發生，其曰：“憔不得於夫者，有之婦以夫為天，失於所天，乃生乳岩。”這比國外提出相同論點要早幾百年。《外科正宗》亦曰："憂鬱傷肝，思慮傷脾，積想有心，所願不得志者，致經絡疲憊，聚結成核……其時五臟俱衰，四大不救。"明確指出了情志因素，特別是憂思在乳癌發病中的重要地位。《外科樞要‧論瘤贅》在論肉瘤時指出："鬱結傷脾，肌肉消薄與外邪相搏，而成肉瘤。"《醫宗金鑒》認為"失榮"由"憂思恚怒，氣鬱血逆，與火凝結而成。"陳實功在論述失榮病因時，亦指出"失榮者，先得後失，始富終貧，亦有雖居富貴，其心或因六欲不遂，損傷中氣，鬱火相凝。"《澹寮集驗方》中論述"五積"時曾曰："蓋五積者，因喜怒憂思七情之氣，以傷五臟……故五積之聚，治同鬱斷。"

綜上所述，可見歷代醫家在分析腫瘤病因時，都十分重視情志因素。認為七情內傷，尤其是憂思不能自拔在腫瘤的發病及發展上有重要的作用。正如 19 世紀的醫生佩吉特說："在牽腸掛肚、憂慮失望的情緒之後，癌症往往會乘虛而入，這樣的病例不計其數"。

七情內傷不僅可以直接引起氣血臟腑功能失調而致氣滯血瘀，津停痰阻，日久而成瘤，而且由於七情內傷，又易致外邪（致癌因素）侵襲，通過正虛，內外合邪，多因素綜合作用而產生癌瘤。所以，防癌的全新方略應該強調──心靈環保！真正讓心靈做到"恬淡虛無"，才能保證"真氣從之"，才能擁有健康的身體！

睡眠是影響癌發生的重要因素

我們臨床診療癌症患者的過程中，常常問及患者的睡眠情況，幾乎大部分患者存在睡眠不良的狀況。睡眠與癌症的發生真的存在某種聯繫嗎？美國斯坦福大學醫學研究中心的科學家研究證明，正確的睡眠方式能夠預防機體組織遭受癌症的侵襲，而對於那些已經患上癌症的人來説，有規律地進行睡眠與不眠的交替可以緩解病情並增強治療效果。眾所周知，睡眠與不眠之間的循環週期會對某些激素的分泌水平產生影響，而人體組織中的各項生命活動都受到特定激素指數的調控。這裏有一個極其典型的例子：在夜間，人體內會產生一種褪黑激素，它所具有的抗氧化性能能夠保護機體，使機體免受氧化物對脫氧核糖核酸（DNA）造成的損害，同時它還可以抑制雌激素的產生，而雌激素是能促使某些腫瘤的生長和發展的。另外，還有一種機體晝夜節律機制對腫瘤細胞會產生影響，那就是可體松（cortisone）的晝夜變化幅度。可體松的分泌量在凌晨時分處於高潮階段，而在白天則會驟然下降。它能夠對人體的免疫系統產生巨大的影響，當然也影響到人體對腫瘤的抵抗力。可體松的分泌規律一旦遭到破壞，就會導致機體組織免疫系統被破壞，後果將可想而知。現代研究表明：乳腺癌高發婦女羣體大多都從事夜間輪班制工作。同樣，動物實驗結果也表明，經常性的睡眠中斷能夠導致動物體內癌瘤生長速度加快。

　　“日出而作，日落而息”是人們自然的生活規律。中醫認為，正常的睡眠能保證人體氣血的正常運行，臟腑功能的協調。關於氣血的運行，不同的時間會流注到不同的臟腑經絡。一般而言，早晨 7 ～ 9 點氣血流注到胃；9 ～ 11 點流注到脾；11 ～ 13 點流注到小腸；15 ～ 17 點流注到膀胱；17 ～ 19 點流注到腎；

19 ～ 21 點流注到心包；21 ～ 23 點流注到三焦；23 ～凌晨 1 點流注到膽；凌晨 1 ～ 3 點流注到肝；凌晨 3 ～ 5 點流注到肺；5 ～ 7 點流注到大腸。從氣血運行的時間規律看，21 ～ 23 點和23 ～凌晨 3 點是睡眠的兩個關鍵階段。21 ～ 23 點三焦經最旺，而三焦通百脈，21 ～凌晨 3 點是養護肝膽最佳時間。膽氣主升，《素問・六節藏象論篇》曰：“凡十一臟取決於膽也。”金元四大家之一的李東垣在《脾胃論》中說：“膽者，少陽春升之氣；春升則萬化安，故膽氣春升，則餘臟從之。”而肝為血海，《素問・五臟生成篇》曰：“人臥血歸於肝”。肝血充足，才能使百脈氣血充盈，臟腑經絡得以濡養。如果違背了這一規律，容易影響三焦、肝膽的功能，導致氣血運行失常，這就為癌症的發生創造了可能的條件。

生命在於運動，但要適度

常言道：“生命在於運動”。正常的勞動與運動，有利於氣血流通，增強體質。必要的休息，可以消除疲勞，恢復體力和腦力，有利於健康。過度的運動，過度的安逸，均可成為致病因素而引起疾病。

過勞、過逸，目前已成為普遍存在的社會問題。現在是一個科技發展的時代，社會的高速發展，給人們創造了更優越的生活條件，網絡時代的到來，也使人們生活變得豐富多彩，但是，網絡帶給人們方便的同時，也給人們帶來了心理和身體的疾患。

我們的祖先很聰明，早在 2000 多年前，《黃帝內經》就提出了：“久視傷血，久臥傷氣，久坐傷肉，久立傷骨，久行傷筋，是謂五勞所傷。”這段話說得很明確，我們的祖先在很久以前就已預測到了未來人們的健康可能出現的問題：長時間看東西就容易傷血，現在為何視力不好的人增多了？恐怕與這有直接關係；躺的時間長了，就容易傷氣，大家可能都有這樣的感覺，如果睡覺時間太長，不僅不能消除疲乏，反而感覺更累，就是這個道理；坐久了，容易損傷肌肉組織；長時間站立容易傷骨；走久了，容易傷筋。看了這些警示，我們真該認真思考思考，在享受現代科技和生活的同時，如何注意身體的健康。

臨床中，我們也常常碰到這樣的患者，例如某著名大學的一個教授，由於繁重的科研任務使他半年時間內幾乎沒有正常睡眠，有一天早晨，他突然發現自己尿血了，趕緊到醫院檢查，被確診為腎癌。追究其原因，與過度勞累有密切關係，過勞造成了體力與腦力的過度透支，就容易造成正氣虛弱，臟腑經絡氣血功能障礙，為腫瘤形成創造條件。

四、體質是癌症發生的內在因素

為何有人患癌，而有人不患癌呢？其實，其中關鍵的因素是人的體質，不同的體質狀況決定了疾病的易患性和傾向性，那麼，到底甚麼樣的人容易患癌呢？

壯人無積，虛人則有之

臨床經常有患者這樣問，他(她)為甚麼會生癌呢？這是一個看似簡單，其實很複雜的問題。除了外界的各種致癌因素的作用外，是否生癌與人的體質狀態有密切的關係。關於甚麼樣的體質狀況容易發生癌，我們的祖先早就有了明確的回答——"壯人無積，虛人則有之"。

"壯人無積，虛人則有之"這句話說明身體強壯的人就不容易得癌症，而體質差的人得癌的幾率就較高。中國古代許多大醫學家都對此有精闢的論述。如張潔古曾言："壯人無積，虛人則有之，脾胃虛弱，氣血兩衰，四時有感，皆能成積。"陳藏器亦曰："夫眾病積聚，皆起於虛。"《景岳全書》明確指出："脾胃不足及虛弱失調之人，多有積聚之病"。說明當機體健康，免疫功能良好，即正氣存內，陰陽平衡，臟腑協調時，即使有致癌因素，也難以發生癌瘤；若機體不健或虛(氣血虧虛，臟腑功能失調等內虛基礎)，則是誘發腫瘤的重要條件。

一般而言，腫瘤患者的體質虛弱及失調普遍存在，這嚴重削弱患者自身的抗癌能力，並且降低生存質量。因此，在治療時候要考慮不同腫瘤患者、不同疾病階段的體質特點，進行合理的調整優化。例如對於部分早期腫瘤患者，如果身體狀況允許，首要任務是考慮應用各種合適方法包括手術、放療、化療消滅腫瘤細胞，減低瘤負荷，在此過程中也要注意顧護正氣；在有效減低腫瘤負荷以後，及時將治療重點轉移到最大限度恢復或重建人體正氣，調整和優化體質上來，這不僅可鞏固第一階段的療效，更是促進機體自身抑制腫瘤功能的需要，並為必要時實施再次打擊癌細胞做準備。而對於某些中晚期或高齡患者，本身體質狀況很差，則應將治療重點放在改善體質，提高生活質量上，主張通過攻補兼施、以調為主的中醫中藥方法來積極治療。飲食調理則必須以調為主、清補為要，不可過多攝入高蛋白食物，以免加重本已脆弱不堪的脾胃系統的負擔。

總之，癌症的發病過程往往存在"體質內虛"的基本因素。"體質內虛"應是我們認識腫瘤，防癌治癌的着眼點。實踐證明，只有改善體質狀況，才能起到良好的防癌治癌的效果。

地域不同，體質有異，癌譜亦不同

剛才談了體質的強弱與腫瘤發生的關係，現在我們講一下，不同地域，由於文化、飲食、氣候、環境等多方面因素與癌症發生部位的關係。

　　從腫瘤發病來看，因地域不同而某些癌症高發現象很突出。如食管癌：1972 年開展山西、河北、河南、北京等省市沿太行山區 181 個縣市 5000 萬人口範圍內的食管癌調查與普查，發現食管癌粗死亡率為 53.96/10 萬。死亡率較高的地區為太行山南段 3 省交界地帶，由北向四周逐漸減低，大體形成一個不規則的同心圓分佈。食管癌高發地區，食管上皮增生的患者亦很多。再如肝癌：在江蘇和廣西的肝癌高發區進行肝癌的普查和防治研究，發現江蘇某地 1972 年肝癌發病率高達 54.43/10 萬，佔惡性腫瘤的首位。江蘇省 1974 年標準化發病率為 49.17/10 萬，通過採用血清甲胎蛋白檢測普查近 50 萬人，發現許多陽性患者。

　　中國地域廣闊，各地地質、地貌、環境各異。由於地理條件及各地人們生活習慣的不同，所以，不同地區的人生理活動及病理變化特點也就有一定區別，並且還會出現某些地方病，故在確定癌症治療方法時，必須考慮“因地制宜”。如《素問·異法方宜論篇》曰：“醫之治病也，一病而治各不同，皆愈何也……地勢使然也。故東方之域……其民食魚而嗜鹹，皆安其處，美其食，魚者使人熱中，鹽者勝血，故其民皆黑色疏理，其病皆為癰瘍，其治宜砭石……西方者，金玉之域，沙石之處，天地之所收引也。其民陵居而多風，水土剛強，其民不衣而褐薦，其民華食而脂肥，故邪不能傷其形體，其病生於內，其治宜毒藥。故毒藥者，亦從西方來。北方者，天地所閉藏之域也，其地高陵居，風寒冰冽，其民樂野處而乳食，藏寒生滿病，其治宜灸焫，故灸焫者，亦從北方來。南方者，天地之所長養，陽之所盛處也。其地下，水土弱，霧露之所聚也。其民嗜酸而食胕，故其民皆致理而赤色，其病攣痹，其治宜微針。故九針者，亦從南方來。中央者，其地平以濕，天地所以生萬物也眾。其民食雜而不勞，故其病多痿厥寒熱，其治宜導引按。故導引按者，亦從中央出也。故聖人雜合以治，各得其所宜。故治所以異而病皆愈者，得病之情，知治之大體也。"說明了由於地理環境的不同，其氣候、居民條件亦不同，而人體生理功能和病理反應必然隨之而異。故治病時，必須全面考慮這些因素，採用不同的治療，才能做到"得病之情，知治之大體。"

針對腫瘤因地不同而高發的現象，"因地制宜"這種治則的運用就顯得更為重要。一方面它為我們治療提供了指導。另一方面，為如何預防提供了方向。

年齡、性別與癌症的關係

癌症為常見病、多發病，可發生於任何年齡，但從臨床上看，以老年患者居多。正如《外科啟玄》曰："癌發四十歲以上，血虛氣衰……"說明年高之人，元氣衰敗，臟腑陰陽氣血虧損，是形成癌症的基礎。總之，年老之人患腫瘤，多以正虛為本，治療中應詳加注意。

不同年齡的人其生理、病理狀況和氣血盈虧等均有不同，故治療用藥應有區別。正如《溫疫論·老少異治》曰："凡年高之人，最忌剝削，設投承氣，以一當十，設用人參，十不抵一。蓋老年榮衛枯澀，幾微之元氣易耗而難復也。不比少年氣血生機甚

捷，其氣勃然，但得邪氣一除，正氣隨復，所以老年慎瀉，少年
慎補，何況誤用也。亦有年高稟厚，年少賦薄者，又當從權，勿
以常論。"

　　筆者曾治療一個 80 高齡患者，被確診為晚期肺腺癌，西醫
認為生存期為 10 個月。來我處就診時，考慮患者屬高齡，臟腑
氣血虧虛，所以，我以中醫藥扶正改善體質狀況為主，經過系統
調理，該患者目前已生存 4 年。

　　男女性別不同，各有其生理特點，導致對不同病因的易感性
及疾病類型的傾向性不同。在腫瘤患者亦出現性別不同的特殊疾
病。如女性特有的子宮腫瘤、陰道癌、卵巢癌等。男性特有的前
列腺癌、睪丸癌等。其治療以辨證為主，結合不同生理特點配以
辨病亦很重要。

陽氣與癌症

　　談到寒性體質，必須先說人的陽氣！陽氣是甚麼？陽氣對
人體很重要嗎？《黃帝內經》曰："陽氣者，若天與日，失其所
則折壽而不彰。"這句話的意思很明確，陽氣就像天上的太陽一
樣，如果沒有太陽，萬物就沒有了生機。人沒有陽氣就沒有生命
啊！

　　癌症與人體內有寒確實有密切關係，《靈樞·五變》："腸胃
之間，寒溫不次，邪氣稍至，蓄積留止，寒多則氣澀，氣澀則生
積聚也。"金·劉完素《素問玄機原病式》："諸病上下，所出水
液，澄澈清冷，癥瘕疝，堅痞，腹滿急痛，下痢清白……皆屬於

寒"。這些古人的論述反映了一個問題，就是癌症的發生與寒性體質有關。現代醫家孫秉嚴通過觀察 1000 例腫瘤患者後總結分析指出："寒型體質多患痰食積滯或癥瘕積聚"，"體質屬寒的人得腫瘤者居多"。

我們在臨床上常常見到這樣情況，特別是癌症化療後和中晚期癌症患者，總表現為畏寒肢冷，氣短而喘，神疲乏力，少氣懶言，面色白，浮腫，小便清長，大便溏薄，脈沉遲等，或為水氣病，或為惡性積液等。這些都是典型的陽虛寒盛的狀況。

如何知道人體陽氣的狀況呢？其實，除了一些症狀外，如易手足涼、腹瀉、消化不良等，最簡單的方法就是看舌象，大多數陽虛體質寒的人都會在舌象上有所表現，主要為舌質淡，舌體胖大或有齒痕，大家自己對着鏡子照照就知道了！

所以，如果想不得癌症，關鍵的環節就是要保護你的陽氣，不要再讓你的陽氣出現不必要的損傷啊！當然，既然癌症的發生與陽虛寒凝有關，治療時就必須溫陽，溫陽不僅僅是治療陽虛，還可增強臟腑功能，促進氣血運行，津液代謝。有一篇文章《用溫熱的力量殺死癌細胞》，説得很有道理，與中醫的觀點有很多相似之處。現代有一醫家經對照研究認為，陽虛是肺癌正虛之關鍵，又直接與邪實的產生和發展有關，使用溫陽藥的患者，有效率達 62%，沒有使用溫陰藥的有效率僅為 35%，且應用溫化藥未見明顯副作用。現代實驗研究證明：使用物理加熱療法，以 43℃ 的溫度直接作用於局部，能迅速殺死癌細胞。臨床採用溫腎化瘀散結法治療腦腫瘤，往往能取得較好的療效。

五、發現癌的蛛絲馬跡

如何從典型的變化發現"癌"的蛛絲馬跡，對我們臨床診療至關重要。腫瘤常常有一些不同於良性疾病的體徵和症狀改變，密切觀察這些體徵和症狀的變化不僅有助於發現早期患者，而且還有助於判斷疾病的療效及其預後。

癌症早期的四大表現

癌症早期的表現往往是出現出血、腫塊、疼痛及不明原因的發熱、乏力、消瘦等，其他疾病也可以出現這些表現，從防癌角度講，出現這些症狀時應檢查是否有癌症存在。癌症早期的"四大表現"是：

1. 出血：出血是某些癌症的早期信號之一。癌症出血一般時間較長，出血量逐漸增多。如：鼻涕中帶血或出現鼻衄，一定要進行檢查排除鼻咽癌的可能。痰中經常帶血，要檢查排除肺癌。尿中帶血，要檢查排除腎癌或膀胱癌。大便帶血，要檢查排除大腸癌。非經期陰道出血，特別是絕經期以後的女性，要檢查排除子宮癌。

2. 腫塊：身體某些部位突然出現腫塊，往往是癌症的早期信號，應引起注意。如：頸部氣管兩側腫塊，要檢查排除甲狀腺癌；頸部耳後下方出現腫塊，要檢查排除鼻咽癌；鎖骨上出現腫塊，要檢查排除骨癌、食管癌轉移。乳房腫塊，要檢查排除乳腺癌。腹部腫塊，右上腹腫塊要檢查排除肝癌；上腹部腫塊要檢查排除胃癌；下腹部腫塊，要檢查排除直腸癌。睾丸腫塊，要檢查排除睾丸癌。骨腫塊，要檢查排除骨肉瘤。黑痣腫大，要檢查排除惡性黑色素瘤。

3. **疼痛**：有些癌症的早期症狀表現為疼痛，當身體某部出現疼痛時應引起警惕。如：經常頭痛，特別是清早醒後劇痛，或兼有噁心嘔吐者，應檢查排除腦部惡性腫瘤。原因不明的骨疼痛，要檢查排除骨肉瘤。持續肝區疼痛，要檢查排除肝癌。

4. **全身症狀**：如不明原因的發熱、疲倦、乏力、身體逐漸消瘦等，要檢查排除白血病或肝癌。

通過以上對癌症早期的四大表現的介紹，我們應該了解了如何在自己身體細微的變化中來洞悉癌症早期的警報，在癌症如洪水猛獸般向我們襲來之前將它制伏。做到這點，首先要靠我們自己。

癌症，早期發現靠自己

癌症的早期發現對於治療和預後起着至關重要的作用，而早期發現還要靠自己或家人在日常生活中多留意。那麼自己應該做些甚麼呢？又怎樣去做呢？

(1) 堅持至少每月 1 次自行觸摸頸部、腋窩、腹股溝等處，檢查是否有腫大的淋巴結。觀察腫大的淋巴結質地如何，是否固定，有無壓痛。

(2) 長期咳嗽時，應注意咳出的痰中是否有血絲摻雜，注意咳嗽的時間、胸痛的部位、血量的多少、血絲的顏色等。

(3) 食慾不振並出現消瘦、上腹痛時，並同時伴有噁心、嘔吐，要注意觀察嘔吐物中是否有黑褐色內容物，注意觀察大便是否呈柏油狀或有無帶血，大便的形狀是否有改變。

(4) 女性月經過後一週，要對照鏡子觀察自己的乳房是否有腫塊，如果有，要看腫塊的硬度、活動度如何，是否與皮膚黏連，有腫塊的乳房同側腋窩是否有腫大的淋巴結。

(5) 大、小便的習慣有無改變，特別是注意大便時有無疼痛感、下墜感及糞便的外形有無改變。小便時觀察射程是否縮短，有無白色分泌物排出，有無血尿，會陰部是否有不適感等。

(6) 長期聲音嘶啞時，對照鏡子，張口呼吸，觀察咽部有無腫物。

(7) 長期原因不明發熱時，應注意測量體溫，必要時做血常規、尿常規等檢查。

(8) 男性應注意陰莖包皮是否過長，尿道口處是否有潰瘍結節，冠狀溝是否有易出血的菜花樣腫物。女性注意觀察白帶中是否混有血性分泌物，白帶是否帶有腥臭味。

(9) 劇烈活動後出現四肢疼痛且活動受限時，應注意四肢關節有無腫塊，從皮膚處是否可以觸摸到腫物。若發現骨部位出現無痛性腫塊，應及時去醫院做進一步檢查。

(10) 隨時留意身體表面各部位黑痣的變化，注意是否在短時間內生長迅速、破潰。注意身體表面有無經久不癒的潰瘍。

觀察自己身體的細微變化，隨時進行自檢，關愛自己的健康，讓癌症沒有可乘之機。

觀舌象，查癌變

古人云：“舌為心之苗，為脾之外候”。舌象的變化往往可以反映正氣盛衰、病位深淺、病邪性質、病情進退，對指導臨床用藥有較高的參考價值。對於癌症患者而言，舌象的變化對於癌症的診斷、判定療效和預後有重要意義。

癌症患者的舌象特點如何呢？

1. 舌質：以青紫舌為主。有研究表明：癌症患者青紫舌出現率為正常人的 19 倍。

2. 舌苔：有研究顯示：白滑苔中癌症患者為正常人的 56.55 倍，並以甲狀腺最高，佔 30.95%，肺癌患者最低。厚黃苔中癌症患者為正常人的 6.83 倍，以鼻咽癌患者最高。厚白苔以肺癌患者最高，薄黃苔以胃癌患者最高，無苔以淋巴肉瘤患者最高。

3. 舌體：舌體形態多有變異。有研究發現，癌症患者與正常人比較，舌體形態有顯著差異，尤其胖舌中癌症患者為正常人的 4.6 倍，並以乳腺癌為最高；瘦舌中癌症患者為正常人的 4.05 倍，以腸癌最高；裂紋舌中癌症患者為正常人的 3.96 倍，以原發性肝癌最高；齒痕舌中癌症患者為正常人的 2.49 倍，以肺癌患者最高。

4. 舌脈多曲張：舌下脈絡位於舌腹面，是舌下靜脈的分支。正常人舌下靜脈條理清晰，呈線狀或條狀，欠充盈、不飽滿、少分支或無分支。當舌下靜脈出現顏色加深、充盈怒張，或瘀曲隆起，或變長變寬，或呈囊柱狀、粗枝狀時，則為病理現象。舌脈異常與腫瘤關係密切。大量臨床資料顯示，舌下脈絡的異常變化，不僅可作為惡性腫瘤診斷的粗篩指標，而且也是判斷腫瘤預後的重要症狀。

5. 肝癭線：是指舌兩側邊緣呈紫色或青色，並呈條紋狀，或舌兩側出現不規則形狀的斑狀黑點，境界分明，易於辨認。肝癭線主要見於原發性肝癌，可出現於原發性肝癌的早期階段，亦可散見於各個不同的病期中，但以中、晚期肝癌更多見。AFP 陰性的原發性肝癌患者，其臨床診斷常常缺乏特異性的腫瘤標誌物，易導致誤診、漏診。而研究證實，此類患者肝癭線的發生率卻高達 40%。由此提示，肝癭線對 AFP 陰性肝癌患者診斷的確立，有更重要的參考價值。

探耳穴，找癌點

耳穴與腫瘤的關係，是近年來很多學者關注的另一個現象。正常生理情況下，耳廓、耳輪、耳甲腔、耳甲艇光滑、色澤均勻、無異常隆起，當耳廓及其耳穴出現異常表現，改變或失去了正常的組織結構特點時，就要考慮到腫瘤發生的可能性。

　　腫瘤最常見的耳部變化，表現為耳廓或耳穴部位的局部隆起、結塊，以及其皮膚色澤的改變，如花斑、色素沉着。多種惡性腫瘤的病程中均可出現上述症狀，但其中尤以耳廓或耳穴的局部隆起最為多見。

　　1972 年，有人首先提出，惡性腫瘤在相應部位耳穴可發生軟骨隆起，其邊緣不清、不能活動、顏色呈片狀白色或暗灰色、壓痛明顯。進一步觀察發現原發性肝癌患者在耳穴肝區局部可有梅花樣排列之環形下陷，伴壓痛；賁門癌在耳輪腳消失處呈現玉米粒狀高低不平的變化，肉眼容易觀察到其他部位的腫瘤也可在相應的耳穴區出現類似的症狀。

　　臨床研究還證實，惡性腫瘤除上述肉眼可見的耳部變化外，尚可在相應的耳穴部或區域，出現痛敏、熱敏、局部皮溫升高、電特性發生異常變異等現象，並且可通過耳穴電探測法進行檢查、定位。臨床對五萬餘人次的人羣普查，發現該法靈敏度較高，有一定的特異性，對大多數腫瘤的普查初篩具有積極的臨床意義，對上消化道腫瘤、原發性支氣管肺癌的診斷具有更高的參考價值。

切脈，發現癌

　　脈診在癌症診斷中有重要意義。清代醫家黃元御在《金匱懸解》曰："諸積大法，脈來細而附骨者，乃積也。寸口，積在胸，微出寸口，積在喉，關上，積在臍旁，上關上，積在心下，微下關，積在少腹，尺中，積在氣街，脈出左，積在左，脈出右，積在右，脈兩出，積在中央，各以其部處之"。明確脈象與腫瘤的相關性。現代醫家俞雲在《自然辯證法雜誌》[1974，(3)：159]曰：良性腫瘤的脈象比較清晰、光滑，類似孕婦的脈息。而晚期惡性腫瘤的脈象，則像河流沖擊暗礁時激起的回流，既有漩渦，又有浪花，又像一粒滾珠，手指按之頗有"異峯突起"的特殊感覺。孟城在《三十年臨證經驗集》中談到脈象與腫瘤的關係時，認為關脈如豆與消化系統腫瘤關係密切。孟城認為就傳統之脈診部位而論，左關屬肝膽，右關屬脾胃，俱歸消化系統。若於此處脈道中或一手，或兩手，診見"動脈"，即指下如小豆一粒，稍硬而突起，厥厥動搖者，多作肝脾不調，氣機鬱滯論，主於行氣開鬱法；或作痰濁瘀血盤踞，主於祛瘀消痰法；或主陽熱亢盛，熱毒內燔，治宜瀉火解毒。

何天有認為腫瘤患者的脈象可見多種，但總不離於虛象。虛脈以虛、微、弱三脈最為常見，均表現為脈來無力，按之細弱，甚則似有似無。腫瘤患者在不同的病程階段，亦可見另一種虛脈，如浮、芤、濡、散、革等，在失血虛甚，臟氣將絕，陽氣浮越時多見，一般常見於腫瘤後期。少數腫瘤亦可見到實脈，但均實而無力，虛中夾實。

我們臨床中發現腫瘤患者脈象多見濡脈。關於濡脈，《瀕湖脈學》曰："濡脈，極軟而浮細，如帛在水中，輕手相得，按之無有，如水在浮漚。"李時珍認為濡脈位浮體細，輕手切之即得，病後、產後若見此脈猶可醫治，倘若一般人見濡脈，當是無根之脈。其主症：一主虛損，二主傷濕。曰："濡為亡血陰虛病……血山崩倒濕侵脾……溫補真陰起沉痾。"濡脈不僅主精血虧損，亦主陽氣衰微，陰陽本互依存，陰傷日久必損陽，血虧氣弱，故濡脈主諸虛百損。臨證中發現癌症患者，特別是中晚期癌症患者，因毒瘤侵襲，致臟腑陰陽失調，氣陰兩傷，正氣耗散。多表現為虛證，故癌症患者，脈象多濡。

　　腫瘤患者的脈象比較複雜，臨證必須四診合參，才能作出中肯診斷。一般來說，脈浮、大、實為脈、證相應，為順，表示邪實正盛，正氣尚足以抗邪。若反見脈沉、細、弱為脈、證相反，為逆，說明邪盛正衰，易致邪陷轉移。又如腫瘤晚期，正氣已衰，脈見沉、細、微、弱，為順；若脈象反見浮、洪、數、實，則表示正衰而邪不退，均屬逆證。一般腫瘤在未轉移之早期，見有餘之脈為邪毒正盛，當用攻毒為主；若見不足之脈為正虛邪陷，當扶正祛邪。腫瘤已轉移之中晚期，見不足之脈為正氣已虛，宜用補虛為主；若見有餘之脈，為正氣虛而毒氣盛，則當清火化毒。因此，脈診可以提示腫瘤患者邪正的盛衰，同時也可以為治療預後提供依據。

第二部分

如何改變癌狀態

一旦確診癌症後，患者與家屬往往陷入盲目求醫中

恨不得將癌細胞「斬盡殺絕」

後果是「瘤還在，人殘了」

甚至未死於癌，卻死於攻擊性治療

六、呵護生命優先於征服癌症

"人"比"病"重要！化療並不是救命的稻草，延長生存期、提高生活質量才是我們治療的現實目標。

以癌為中心，還是以人為中心？

以"癌"為本，還是以"人"為本是目前癌症臨床治療中兩種迥然不同的思維方式，這兩種思維對於患者而言，到底哪種更有利呢？

以往的腫瘤治癒概念認為：延長腫瘤患者生存期的唯一條件是各種治療手段所能達到的無癌程度。換句話說，治療癌症必須以"癌"為本，殺滅或清除最後一個癌細胞，為此人們曾經追求擴大根治的手術、強化或衝擊化療、根治性放療等，然而事與願違，迄今為止，上述治療所能達到的最高療效僅僅是臨床治癒，腫瘤的復發和轉移仍是一個難以解決的問題，而且患者治療後普遍出現生存質量的下降，甚至因不能耐受治療而死亡。

讓我們再來看一項研究結果，波士頓癌症研究所曾對 917 名晚期癌症患者進行兩種治療——攻擊性治療和姑息性治療的對比研究，以便查驗哪種方法更好。所謂攻擊性治療就是用化療、放療對癌細胞進行消滅性攻擊；所謂姑息性治療就是放棄實質性治療如化療、放療，僅給予對症性治療，說白了，就是發熱了打支退熱針，吃不下飯輸點營養液，疼痛時用點止痛藥等等。按說攻擊性治療是積極的治療，效果應該好；姑息性治療則顯得消極，效果應該差吧。結果卻出人意料之外，選擇攻擊性治療的患者其生存時間比姑息性治療者要短，其死亡率比後者還高出 60%。甚麼原因呢？患者只知道攻擊性治療能殺滅癌細胞，忽略了這種療法還能殺死好細胞，最後，未死於癌，卻死於攻擊性治療。而姑息性治療儘管不作為，但也未傷及人體，效果反而優於前者。

從上面的研究可以看出：以"癌"為本的治療對患者來說往往弊大於利。在國內，目前諸多的腫瘤患者尚不能都具有施行根治性手術的機會，許多患者一經發現，已不是早期癌，加之在治療中病情的進展，社會上存在大量的中晚期癌症患者需要處治。對這些不具有再次放化療指標的患者，強調以"癌"為本，去追求腫瘤的局部完全消退是不現實的，況且，常規治療不可能全部殺死癌細胞。早有人指出，對腫瘤來說，有效的治療不一定要讓癌細胞全部消失，例如小細胞肺癌較容易消失瘤體，但患者壽命並不一定長久，甲狀腺癌、前列腺癌卻可長期帶瘤生存，甚至患者未必死於本病。若過度開展攻擊性治療，患者則會難以承受毒副反應，縮短生存時間。然而，現在臨床中由於多種因素的影響，"生命不息，化療不止，死而後已"的治療局面似乎成為了許多癌症患者臨床治療的真實寫照。以"癌"為本的治療思維還在潛意識中影響醫生和患者的選擇。

現代醫學之父希波克拉底的一句格言曾曰："知道是誰生了病，比知道他生了甚麼病更重要。"這句話可作出多重詮釋，但有一點是明白無異議的，醫生更應該關心生了病的"人"，而不僅僅是他的"病"，這體現一種醫學上的"人本主義"，可以說它是合理醫學的核心要素之一。

對於癌症的臨床治療而言，當前，以疾病為核心，最大限度殺傷腫瘤的治療模式正在向以患者為核心，謀求最好生活質量的人性化治療方向轉變。綜合治療和個體化已成為當今腫瘤治療的主流方向。所謂"綜合治療"就是根據患者的機體狀況、腫瘤的病理類型、侵犯範圍(病期)和發展趨向，有計畫地、合理地應用現有的治療手段，以期最大限度地延長患者生存時間，改善患者的生活質量。這與中醫的"雜合以治"觀點不謀而合。個體化治療就是充份了解每位患者的機體情況(各器官、內分泌、免疫功能)、腫瘤的各種特點(包括分子生物學、受體和功能)及侵犯範圍，從而使對每個個體的治療充份合理。也與中醫"辨證論治"原則相一致。

個體化的綜合治療更強調以人為本，顧全整體，使患者在滿意的生存質量基礎上，獲得最長的生存時間。伴隨這種治療觀的變化，中醫藥在腫瘤治療中的作用日益突出，主要表現在：

(1) 減輕或改善腫瘤患者臨床症狀和體徵，提高腫瘤患者免疫功能和其他功能。

(2) 維護腫瘤患者的生活質量。

(3) 對放、化療的增效減毒作用，在控制化療後骨髓抑制、解決消化系統反應、防治周圍神經毒性、減輕放射性炎症等方面，均取得確切的療效。

(4) 促進腫瘤患者手術後康復，預防腫瘤復發與轉移。

(5) 抑制或穩定腫瘤發展，實現"帶瘤生存"。

化療不是萬能的

談到癌症的治療就不能不涉及到化療，在大多數患者和家屬的觀點中，彷彿化療是萬能的，有一種"生命不息，化療不止"的感覺，好像化療就是一根救命的稻草，這種觀點恰恰造成了癌症的過度治療，所以，很多患者在生命的最後一刻才真正明白了"化療不是萬能的"，但這些感悟是用生命的代價換來的啊！

筆者曾接診過這樣一個患者，真是一位成功的女性，應該叫"女強人"，生活似乎對她有些殘酷，乳腺癌術後半年出現了骨轉移，一種求生的慾望讓她和她的家人陷入了一個"化療"的怪圈，一次又一次化療不僅摧毀了她原本美麗的面容，同時也摧毀了她的身體，化療→轉移→化療，就這樣無休止地惡性循環，300多萬仍然無法讓癌細胞止步，當最後一線化療的希望破滅時，她才想起了中醫藥。就診時患者已出現肺轉移、肝轉移、腦轉移，全身情況很差，西醫大夫認為只能存活一個月時間。接診患者後，根據患者的情況，我們採用了中醫藥內服外用結合的"狀態療法"調理，患者病情逐漸穩定，最後，患者又存活了6個多月，家屬也十分感謝，真正明白了"化療不是萬能的"的道理。

治癌不能簡單"格式化"

關於癌症的治療，可能大家都會有一種想法，就是將"癌"徹底消滅，好像計算機的"格式化"一樣，要麼手術切除，要麼用化療藥物毒死，要麼採用放射燒死，這些都是臨床上患者認為的最簡單、直觀的想法。計算機出現程序問題，可以直接格式化，重新安裝程序就好了！人是一個複雜體，不是計算機，簡單的"格式化"，有時不但不能控制癌症的發展，還讓患者失去了好的生活質量。

門診中，我見過許多這樣的患者：張老先生，89歲，被確診為肺癌，家人得知這個消息後，首先想到如何快速殺滅癌細胞，手術不能做時，考慮到了化療，但當化療才完成半個週期，老人已無法堅持了，身體變得十分虛弱，治療前還可以行走，治療後都無法坐穩，醫院告知家屬，老人已不行了，家屬可以準備後事了。到這時，家屬才彷彿明白了些甚麼，抱着試試看的心態來門診尋求中醫治療，筆者看了老人情況，跟家屬説治癌不能這樣簡單"格式化"，一定要根據患者情況合理地選擇治療方案，這樣才能讓患者活得更好，活得更長。家屬明白了這些道理，積極配合採用中醫藥治療，結果患者身體狀況迅速好轉，病灶也基本穩定，這樣，患者又存活了1年半，也獲得了很好的生活質量。

中醫治癌中的生命倫理問題

中醫認為人是世間萬物中最寶貴，珍愛生命是預防和治療腫瘤的重要前提。《素問》曰："天覆地載，萬物悉備，莫貴於人"。所以，在癌症的中醫治療中十分強調生病的"人"，將提高人的生活質量放在了治療的首位。

中醫臨床療效的高低取決於醫生水平的高低，醫生臨床經驗與學識水平的差異是中醫臨床療效不確定的重要因素，這要求臨床醫生在腫瘤診療中，一定要本着實事求是的態度，認真對待患者，既不能妄自誇大臨床療效，誤導患者接受不必要的治療，也不要詆毀中醫在腫瘤治療中的優勢和特色。作為好的醫生，就必須"博極醫源，精勤不倦"，這樣才能"省病診疾，至意深心，詳察形候，纖毫勿失，處判針藥，無得參差"。

中醫藥適用於臨床腫瘤治療的各個階段，但中醫中藥並不是萬能的。在很多時候腫瘤的治療及併發症的處理還必須運用手術、放射治療、化學藥物治療、生物治療等手段，將中醫藥、手術、放療、化療等相結合，積極應用綜合治療的手段。如果一味強調中醫藥的重要性，盲目擴大中醫藥適應證，不僅給患者帶來很大傷害，還會對腫瘤治療造成混亂，對於學術的發展也是十分不利的。

臨床上，應根據患者情況選擇最合適的治療方藥、最恰當的治療時機、最佳的配伍治療手段，確保治療安全無害，竭力減輕患者痛苦，力求降低治療費用。醫者根據醫學專業知識和治療經驗提出"最佳"診療方案同時，要綜合患者各方面的情況，認真考慮各種可能性，包括患者家庭、患者的單位和其他社會關係和背景，並根據最小風險(損傷)以及最大受益的原則，決定治療方式。

我們曾治療1例晚期前列腺癌多發骨轉移的患者，患者9年前在某醫院被確診為前列腺癌多發骨轉移，並被告之生存期半年左右。患者並未因此放棄治療，主動尋求中醫診療，我們根據患者病情，確定了中藥配合內分泌治療為主的診療方案，經治療，患者病情好轉，目前已生存9年。從這例患者治療情況看，合理治療，科學規範用藥和患者的積極配合是取得臨床療效的關鍵。

隨着醫學科學特別是生命科學的發展，生命倫理學正日益受到患者、家屬、醫務工作者乃至全社會的廣泛重視，腫瘤診療工作中的倫理學問題是一個新穎而又值得關注的領域，需要在實踐中不斷完善和發展。對於中醫腫瘤臨床，生命倫理更是一個全新的課題，正確的中醫腫瘤倫理觀必將有效地推動中醫腫瘤學健康有序的發展。

治療目標是甚麼？

我們的治療目標是甚麼呢？回答這樣的問題似乎很簡單又很複雜。簡單的是，大多數人認為癌症治療的目標就是將癌細胞全部消滅，這就是以往腫瘤治療的模式。但事實並非如此，迄今為止現代醫學主要治療手段是手術、放療、化療，手術就是最大限度地切除肉眼可見的腫瘤；放療則殺滅臨床可見的腫瘤病灶；化療也同樣以病灶的消失作為治療的目標。可是，按照"無瘤生存"這個標準，臨床上的 CR（完全緩解）並沒有完全治癒。以化療為例，按照 Skipper 等提出的腫瘤藥的細胞殺傷假說，藥物殺傷癌細胞符合一級動力學原則，即藥物的某一劑量通常可殺傷一定百分比的細胞，而不是一定數量的癌細胞。Skipper 認為理想的癌化療應消滅 99.9% 的癌細胞，這種理想的情況下，體內仍殘留癌細胞，一旦有任何誘導因素，癌細胞又開始增殖倍增，從而導致癌的復發。對於多數腫瘤患者而言，腫瘤再復發，常常發生耐藥性，從而限制了腫瘤化療的作用。化療藥物所造成的毒副作用，同樣讓患者望而生畏，往往到"瘤還有，人殘了"的悲慘境地。我想這並不是我們治療的目標所在。

　　隨着醫學模式的改變，人們已認識到攻擊性、毀壞性、對抗性治療給患者帶來身體、心靈巨大的創傷。我們治療的目標更關注患者自身，更關注生病的人，延長生存期，提高生活質量才是我們治療的現實目標。活得更好、活得更長對患者和家屬而言應該是最重要的。有個晚期肝癌患者的家屬向我諮詢，該如何治療？之前，患者到過幾家三甲西醫院及專科醫院，得到的建議就是介入治療，預計生存期最長不能超過三個月。當時，患者一般情況尚可以，症狀還不明顯，但影像顯示全肝瀰漫性病變，門脈有瘤栓，肺有可疑轉移灶，考慮患者已屬高齡，這種情況下，如果採用介入治療，患者的生活質量肯定會降低，建議患者採用純中藥治療，筆者採用以固攝扶正為主的中藥，患者不僅在生存期內保持了很好的生活質量，到臨終期也沒有出現疼痛，患者依靠中醫的"狀態療法"生存了一年半的時間。

　　臨床治療中，患者、家屬和醫生一定要明確我們治療的目標是甚麼？這樣才能根據患者的情況綜合考慮最佳的治療方案，避免因治療造成的痛苦，獲得最好的效果。

帶瘤生存的現實意義

　　"帶瘤生存"對於癌症患者而言應該是一種最理想的狀態，在這種狀態下，患者具有很好的生活質量，因癌而引發的系列症狀逐步消失，瘤體穩定或縮小，癌細胞沒有再進一步發生轉移。Skipper 認為有效的治療並不需要腫瘤的完全消退，機體的反應性對癌症治療最為重要。這一觀點，與中醫藥治療腫瘤的特點相一致，說明了帶瘤生存的科學性。

我們大家都知道許多患者一經發現，已不是早期癌，加之在治療中病情的進展，社會上存在大量的中晚期癌症患者需要處治。對這些不具有再次放化療指標的患者，去追求腫瘤的局部完全消退是不現實的，況且，常規治療不可能全部殺死癌細胞。早有人指出，腫瘤是自身長期慢性的病理產物，有效的治療不一定要讓癌細胞全部消失，例如小細胞肺癌較容易消失瘤體，但患者壽命並不一定長久，甲狀腺癌、前列腺癌卻可長期帶瘤生存，甚至患者未必死於本病。加之一些老年患者合併症較多，生存期自然就短，腫瘤惡性程度又多偏低，若過度開展攻擊性治療，患者可能會難以承受其帶來的毒副反應，縮短生存時間，故此時更應強調顧全整體，維護患者生存質量，強調帶瘤生存。

從中醫角度看，癌症其實是一種全身性疾病的局部表現，如果我們過多重視局部病變的治療，就忽略了患者的全身情況，可能造成患者更大的痛苦。從 20 年的臨床實踐和大量患者康復的情況，我們提出了"癌狀態"論，認為癌是一種狀態，要想治療癌症就必須改變癌狀態。因此，提出了"狀態療法"，從恢復患者的整體狀態，改變體內失衡的環境出發，保證患者獲得最大的臨床受益率，許多患者也獲得了較長的生存期，好的生活質量。

七、中醫如何改變癌狀態

癌症治療的關鍵問題是甚麼？是單純消滅癌細胞嗎？回答當然不是，要想治療癌症，關鍵問題就在於如何改變"癌狀態"，改變癌細胞賴以生存的內環境。

中醫治癌的反思

早在 1950 年代國內學者就已開始了中醫藥治療腫瘤性疾病的研究，初期臨床研究主要從名老中醫的治驗及民間的單、驗、偏方開始。1960 年代通過臨床文獻的整理和研究，發現臨床用藥多採用清熱解毒藥為主，因此，開始對清熱解毒藥抗腫瘤進行了實驗研究，其結果促進了臨床的進一步廣泛應用觀察。1970 年代由於獻方、挖掘、整理活動的影響，特別是偏方中大量應用了地方性草藥，開闊了腫瘤辨治的思路，一些有前景的中藥得到了系統的研究，如喜樹、白英、長春花、麝香、蟾酥等，從臨床和實驗均得到了驗證。70 年代末，隨着研究的深入，中醫診治腫瘤出現了飛躍性發展，偏方、中藥篩選達到高峯，活血化瘀、扶正固本、祛邪抗癌藥得到了進一步的研究和應用，特別是中藥抗癌作用機理方面的研究有了起步。臨床中，從注重尋找抗癌藥物、抗癌偏方的研究，轉入對辨證論治的重新評價和重視，提出了"辨證"與"辨病"相結合的治療方法，使中醫腫瘤研究步入正軌。

1980 年代，中醫腫瘤研究進入更全面、更系統的階段。其一是醫家們在總結前人及自己臨床實踐經驗的基礎上，提出了一些新的觀點，從病因、病理、診斷、治療等方面開闊了探索的思路。其二是受現代腫瘤學發展的影響，開始全面探索中醫抗癌的內在機制，中醫腫瘤研究得到了空前的發展。其三，中西醫結合，各取所長，促進了中醫腫瘤臨床研究進一步發展。1990 年代以後，中醫腫瘤研究範圍進一步擴大，中醫學者從多層次、多角度驗證了中醫藥在腫瘤治療中的獨到作用，明確了中醫藥在腫瘤綜合治療中的作用，並結合現代醫學的最新進展，在採用中醫藥提高腫瘤患者生活質量、預防轉移復發、抗腫瘤多藥耐藥、中藥對腫瘤新生血管的干預及對放、化療減毒增敏等方面進行了一系列研究，取得了可喜的成績。

綜觀 60 年的中醫抗癌研究過程，確實形成了不少中醫抗癌的思路與療法，而在經驗和教訓與日俱增的今天，我們有必要好好地反思一下傳統的中醫抗癌之思路。

(1)**毒邪學說**：中醫學認為"物之能害人者，皆謂之毒"，"邪之凶險者謂之毒"。綜觀古籍，以毒命名的疾病，有一共同特點，即：病勢發展快而凶險，嚴重地危害人的生命與健康。惡性腫瘤害人之速，發展之凶險，必因毒邪所致。在此觀點指導下，採用"以毒攻毒，使邪毒有出路"的治則，臨床用藥表現為攻邪之藥或用量較大或毒性較強等等。錢伯文以熱毒立論，認為腫瘤的形成，或外感熱毒，或內生火毒，遵循古訓"熱淫於內，治以鹹寒，佐以甘苦，以酸收之，以苦發之。火淫於內，治以鹹寒，佐以苦辛，以酸收之，以苦發之。"治療採用清熱解毒，育陰化毒，取得了較好的療效。現代藥理學研究證實許多清熱解毒藥具有一定的抗癌作用。孫秉嚴以"毒邪瘀滯"立論，認為癌的發生是先有臟腑陰陽失調，再加六淫、外傷、七情誘發，使體內產生一種寒性或熱性瘀滯後，又產生一種"毒"，由於毒的日積月累，才引發了癌。因此主張治癌必須攻毒，立法以祛毒、破瘀、攻下相結合，其中祛毒使用汞、砷製劑，斑蝥、蟾酥、巴豆等毒劇藥，提出"攻有毒就不中毒"。林通國採用"十八反"藥物研製成拮抗丸，進行以毒攻毒治療腫瘤，取得了一定效果。後世對砷製劑、斑蝥提取物等的研究，為此提供了有力的證據。

(2)痰邪學說：《丹溪心法》指出"凡人身上、中、下有塊者，多是痰。"《類證治裁》提出："痰核專由痰結深固而成。"朱曾柏從實踐中總結認為：儘管致癌原因很多，一旦腫塊形成，多由"頑痰死血，結聚化毒使然"，治療以化痰為主，酌佐破死血，解蘊毒，軟堅散結。並認為"大凡體表腫瘤，其色晦暗，捫之疼痛，或舌紫紅，為頑痰死血之象"，其治療多選用夏枯草、半夏、白芥子、海藻、黃藥子等。

(3)瘀血學說：瘀血凝滯是腫瘤形成的極為重要的原因，目前已為醫學界所公認。陳健民從西醫學角度闡述了血瘀證（癌症的血液高黏學說）：

(i) 癌細胞容易引起血液高黏狀態；

(ii) 血液高黏狀態又為癌栓創造了條件；

(iii) 藥物抗凝可提高治癌的療效，減少復發，延長生存期。並且認為形成血液高黏度的四大因素為：a. 癌細胞可分泌"癌凝血因子"；b. 血紅蛋白數量增多；c. 血小板聚集性升高；d. 血脂數量增多。其研究進一步證實了腫瘤患者瘀血證候的存在，故化瘀是治癌的必用之法。

(4)氣鬱學説：氣是構成人體、維持生命的最基本物質，其功能主要有推動作用、溫煦作用、防禦作用、固攝作用和氣化作用。氣以充足流通為常，一旦流通受阻，局部阻滯，氣機升降出入被擾亂，津液營血隨之而凝，久則成癌。《外科正宗》説："憂鬱傷肝，思慮傷脾，積想在心，所願不得志者，致經絡痞澀，聚結成核。"《醫宗金鑒》也指出："乳岩由肝脾兩傷，氣鬱凝結而成。"臨床多數腫瘤患者具有情志抑鬱或強烈情志刺激史，説明情緒因素在腫瘤發病中的重要地位，同時也反映出氣鬱、氣滯是惡性腫瘤的主要病機之一。

(5)陽虛學説：《黃帝內經》云："陽氣者，若天與日，失其所則折壽而不彰。"《瘡瘍經驗全書》認為乳癌的形成，是陰極而陽衰，陽虛積聚，血無陽不斂所致，癌之堅硬如石，陰也。喻全論經對照研究，認為陽虛是肺癌正虛之關鍵，又直接與邪實的產生和發展有關，溫陽藥的應用，有效率達 62%，非溫化組僅 35% 有效，且應用溫化藥無副作用。現代實驗研究證明：使用物理加熱療法，以 43℃ 的溫度直接作用於局部，能迅速殺死癌細胞。筆者在臨床採用溫腎化瘀散結法治療腦腫瘤，取得較好的療效。

(6)正虛學說：《黃帝內經》云："正氣存內，邪不可干"，"邪之所湊，其氣必虛"。《外科秘錄》說："天地之六氣，無歲不有，人身之七情，何時不發，乃有病有不病者何也？蓋氣血旺而外邪不能感，氣血衰而內正不能拒，故六淫所傷，傷於氣血之虧也；七情所傷，傷於氣血之乏也。"這些論述皆說明，凡病皆有正虛的一面，腫瘤的發生尤其如此。《醫學彙編·乳岩附論》指出："正氣虛則為岩"，張景岳認為"脾腎不足及虛弱失調之人，多有積聚之病"，"約少年少見此病，而為年衰耗傷者有之"。趙獻可認為噎膈"惟男子年高有之，少無噎膈。"《醫宗必讀》也指出："積之成者，正氣不足，而後邪氣踞之"。臨床統計：隨着年齡的增長，腫瘤發病率也隨之增高，說明正氣虛弱是腫瘤性疾病發生的病理基礎，即使早期患者無明顯虛象，若檢查其免疫功能，特別是細胞免疫，一般是低下的，中醫使用的補劑，特別是補脾、補腎都有增強免疫功能的作用。

(7)生物全息論：山東大學張穎清提出："全息胚是生物體相對獨立的結構和功能單位，任何一個全息胚都可發育成一個新個體。癌的形成是滯育在卵裂期或桑椹期發育階段的全息胚，具有此兩期的細胞學特性。因此征服癌的新戰略在於：促進癌細胞的發育穿出癌區而正常化，凡具有促進和誘導再生、修復的物質，都是全息胚的分化促進劑。"研究發現：仙茅、蟬蛻、白花蛇、烏梢蛇、地龍、斑蝥、壁虎等具有促分化的作用。這一理論為腫瘤的診斷、治療和藥物的篩選，提供了一種新的指導思想和途徑。

這些觀點既有古人經驗的繼承，又有當代醫家的實踐研究，無疑對探索治療腫瘤具有極其重要的意義。但是不可否認，到目前為止，每一種觀點都不能指導臨床去征服腫瘤，說明這些學術觀點尚需完善，而其深入的探索為我們開闊了研究的思路，活躍了科研學術空氣，具有很重要的意義。

從種子與土壤關係說起

關於種子和土壤的關係，想必大家都很清楚，一方面，植物的正常生長要靠肥沃的土地、充足的水分、優良的種子，如果土壤與種子等各種條件都非常適宜，那麼就苗壯成長，否則，土壤好，但種子不好當然生長不好；土壤不好，優良品種也沒有用，最後還是長不好。另一方面，不同的土壤條件，就是同樣的種子，最終生長的結果也有所不同，這就是"橘生淮南為橘，生於淮北為枳"的含義。

我們的身體就是由無數的細胞所組成，這些細胞就像一粒粒種子，正常情況下，這些種子因為有合適的土壤環境、充足的營養，得以正常成長，形成身體所需要的細胞，順利完成人體新陳代謝，新的細胞取代了衰老的細胞，這樣保持我們生命的延續。

其實，癌細胞和正常細胞一樣，它們是同源而生的不同結果。我們大家都知道：人體任何癌症也都是由細胞組成的，一個細胞就像一顆種子。腫瘤體積的長大就是由於細胞不斷分裂（一個細胞分裂為兩個細胞，兩個分裂為四個，四個分裂為八個……），數目增多而形成的。由此可見，身體內癌細胞需要不斷地生長，達到一定的數目後，才能夠被現代醫學檢查手段所發現

（平均一立方厘米大小的腫瘤大約含有 109 個癌細胞）。而癌細胞在身體內要想不斷地生長，就需要適合它的體內環境和條件，比如營養物質、激素、各種元素、調解信號傳遞、基因調控等，這些條件如果不理想或不合適，癌細胞生長也就受到限制。

現代研究發現，人體內從一個細胞突變為癌細胞，到形成 109 個癌細胞大小腫瘤，需要經過漫長的時間，一般為 15～20 年。說明癌症患者之所以出現癌細胞的生長，首先在於體內環境即土壤條件在很久以前就出現了一些微妙的變化，導致癌細胞的產生，同時，在很長的時間中，由於長期不良的刺激，體內環境的持續惡化，使體內土壤條件更適合癌細胞快速生長，這樣，癌細胞就得以迅速發展壯大，癌症就發生了！

所以，防治癌症的關鍵在於及時改變原來已經適合癌細胞生長的體內環境。如果沒有能很好地糾正這種體內環境的污染，那麼再怎麼治療也是難以從根本上解決問題的。我們在臨床中常常遇見這樣的患者，病灶很小，手術切除也及時，術後也進行了強有力的化療或放療，但是癌細胞卻“瘋狂地生長和擴散”，此時身體內流動的血液中幾乎都充滿了癌細胞，並擴散到身體的每一個角落，這就提示患者此時此刻身體的這塊“土壤”是十分有利於癌細胞這樣的“種子”生長的。

為甚麼會有這樣的結果呢？關鍵在於我們常常忽視這樣一種情況，在採用各種治療的同時，我們更在意的是癌細胞，而忽略了保護我們的體內環境。這些治療雖然暫時控制了癌細胞的增長，同時也進一步破壞了機體內環境，為癌細胞的“死灰復燃”創造了更好的“土壤”條件。反之，有的癌症患者發現時已經屬於晚期，醫學上已經失去了任何治療的可能性，但是患者的癌細胞並不像預期的那樣迅速發展，甚至還會奇跡般的出現癌腫塊越來越小，最後甚至消失。這個現象提示，患者體內的"土壤"發生了改變，變成了不利於癌細胞這樣"種子"生長的環境，於是才出現了上述的結果，這就是我們常說的"癌自癒"現象。

值得重視的中醫治癌六法

根據"狀態療法"原則，中醫抗癌六大法則是狀態療法的基本內容，通過固攝正氣，振奮陽氣，調理心、肝功能，促進體內毒素排除，達到陰陽和、臟腑和、氣血和的目的。

(1)固攝法：固攝正氣，防止正氣的耗散，糾正正虛失固的狀態。固攝癌毒，防止或減少癌毒的擴散與轉移。正氣本身具有對癌毒的固攝收束作用，在"正虛"狀態下，癌毒的擴散與轉移趨勢超過了正氣的防護約束力，疾病便會進展。在固攝法對正氣及癌毒的雙重作用下，正氣的耗散趨勢得到抑制，正氣水平得以提升，抗癌、固攝癌毒的能力增強，癌毒的擴散轉移趨勢同時受到抑制。常見的藥物如下。酸味藥：如白芍、烏梅、五味子、酸棗仁、菝葜等。澀味藥：如龍骨、烏賊骨、椿根皮、赤石脂、芡實等。鹹味藥：如牡蠣、文蛤等。處方中某些藥物或燒炭存性，或用醋製，如杜仲炭、小茴香炭、芍藥炭、醋製大黃等。冬蟲夏草補益固攝肺腎之氣，黃芪益氣以固攝中氣、衛氣，桑螵蛸補腎固精，白果、蛤蚧斂固肺腎之氣，山萸肉補肝腎、斂精氣，蓮子肉養心、益腎、補脾以斂精氣。

　　(2)調心法：《黃帝內經》曰："心為五臟六腑之大主"；"心動則五臟六腑皆搖"。研究也顯示：腫瘤與情志關係密切。臨床常用藥物：珍珠粉、琥珀粉、棗仁、夜交藤、牡蠣、遠志等。

　　(3)柔肝法：我們認為腫瘤病在厥陰。從臟腑經絡系統看，厥陰包括足厥陰肝、手厥陰心包。從《傷寒論》厥陰篇並結合腫瘤臨床分析，厥陰主要以足厥陰肝經為主，癌症的關鍵病機在於陰陽氣不相順接，氣滯血瘀痰凝所致。

　　傳統中醫認為肝為血海，為孕育生命之海，其性喜條達。正如《血證論》曰："肝主藏血，血生於心，下行胞中，是為血海。凡周身之血，總視血海為治亂。血海不擾，則周身之血，無不隨之而安。肝經主其部分，故肝主藏血焉。至其所以能藏之故，則以肝屬木，木氣沖和調達，不致遏鬱，則血脈得暢。"肝為將軍之官，主要作用在於治理體內出現的"動亂"，正如《黃帝內經》曰："肝者，將軍之官，謀慮出焉"。癌症的發生與肝氣遏鬱有密切關係。所以，臨床中通過柔肝，恢復肝的平衡，是對癌化有為無的首選。正如現代醫家秦伯未先生在《清代名醫醫案精華》中講："肝為剛臟，非柔潤不能調和也。"

　　(4)溫陽法：中醫認為腫瘤屬陰瘤，臨床證實，體質偏寒的人患腫瘤居多，腫瘤患者中寒證居多。腫瘤發展到晚期往往兼有陽虛證候，如畏寒肢冷，氣短而喘，神疲乏力，少氣懶言，面色白，浮腫，小便清長，大便溏薄，脈沉遲等，或為水氣病，或為惡性積液。陽虛寒證責之於心、脾、腎，溫陽亦當辨溫通心陽、溫補心腎，腫瘤患者溫陽不僅僅是治療陽虛，還可增強臟腑功能，促進氣血運行，津液代謝。常用藥物：附子、肉桂、桂枝、乾薑、硫磺、川椒目、吳茱萸、高良薑、鹿角膠、鹿茸等。

(5)通利二便法：通利二便是驅除毒邪的有效方法之一。通過通利二便，可驅除有形邪氣以除癌毒，攻腸胃之邪以調暢氣機，還可防止有毒中藥，如蟾蜍、蜈蚣、斑蝥、白砒、輕粉、紅粉等蓄積中毒。常用藥物有大黃、元明粉、二醜、檳榔、番瀉葉、巴豆、土茯苓、金錢草等。

(6)以毒攻毒：癌毒是目前中醫腫瘤界普遍認為腫瘤發病因素中的"毒邪為患"之毒。癌毒的產生有先天的因素，也有後天調養不慎的原因，各種原因使五臟蓄毒不流，癌毒就產生了。只有體內有癌毒，復加上六淫、七情、飲食勞倦等因素的誘發，才有可能患癌。治療癌毒，除有華佗的"刳破腹背，抽割積聚"的手術療法外，主要有"以毒攻毒"的治法。常用藥物有斑蝥、蟾蜍、砒石、狼毒、鈎吻、喜樹、壁虎、白花蛇、輕粉等。但臨床採用這些藥物的時候，必須全面了解"以毒攻毒"方藥副反應、治療及中毒劑量，選用合適的劑型，臨床注意服藥時間及方法。一般而言，"以毒攻毒"方藥晨起空腹服用或兩飯之間服用效宏力專，而對消化道刺激較重者及體質較弱者宜飯後服。馬錢子製劑宜睡前服，宜用蜂蜜及濃糖水送服。斑蝥製劑宜用雞蛋清送服。

外治：中醫治癌的奇招

外治法是中醫學傳統治療方法的重要組成部分。古人在腫瘤的治療上，除內服藥物外，亦形成了豐富的外治療法。如對於乳腺癌的治療，孫思邈用赤龍湯及天麻洗之，敷二物飛烏膏及飛烏散。提出“若始作者，可敷黃芩漏蘆散及黃連胡粉散”。宋代東軒居士著《衛濟寶書》第一次提到“癌”字，並把“癌”列為癰疽五發之一，有“癌發”以麝香膏貼之的外治記載。明·陳實功《外科正宗》治療繭唇採用艾灸，及外敷蟾酥餅的方法。《理瀹駢文》是中國第一部外治法專著，其運用很多方法治療腫瘤，有膏藥療法、濕熱療法、蠟療法、泥療法等，豐富了腫瘤外治的理論和方法。

外治法是相對內治而言，外治法與內治法一樣，同樣在中醫理論指導下辨證用藥。《理瀹駢文》曰：“外治之理，即內治之理，外治之藥，即內治之藥，所異者法也。”外治法在臨床應用中有其獨到之處，可以補充內治的不足。現代研究亦表明：中藥外用為體表直接給藥，經皮膚或黏膜表面吸收後，藥力直達病所，迅速有效，且避免口服經消化道吸收所遇到的多環節滅活作用及一些內服藥帶來的某些毒副作用，特別是晚期腫瘤患者，正氣衰弱，不耐攻伐，單靠內服藥療效不佳，中藥外敷更具優勢。當然外治療法也有一定的適應證和禁忌證，應隨病症變化，靈活應用。特別在腫瘤治療中應內外合用，則能相得益彰，提高療效。腫瘤臨床外治方法很多，常用外治法如下。

（1）**膏藥貼敷法**：用膏藥貼在局部腫瘤體表，利用藥物作用，以達消腫止痛、活血生肌、祛除腐肉的目的。《理瀹駢文》論膏藥作用時說：“一是拔一是截。凡病所結聚之處，拔之則病自出，無深入內陷之患；病所經由之處，截之則邪自斷，無妄行傳變之虞。”精闢地概括了膏藥的功能。目前膏藥外治腫瘤應用很廣，取得了一定的療效。臨床應用膏藥時，亦應辨證施治，對於皮膚過敏、局部滲出較多或有潰瘍者慎用或禁用。

(2)**腐蝕法**：主要用於體表腫瘤，也適用於腸、肛門、子宮頸等癌。腐蝕法主要使用中藥腐蝕劑，如紅砒、輕粉、汞、礵砂等祛腐生新之品。臨床中，如用皮癌淨(紅砒、指甲、頭髮等)治療皮膚癌，用三品丁治療宮頸癌等，均獲較好的臨床療效。

(3)**結紮枯瘤法**：宋·竇漢卿提出："用芫花根洗淨，帶濕不犯鐵器，搗取汁用生絲線，浸汁一宿以線繫瘤上，一夜即落，不過二次，將龍骨、細茶、柯子末三味，敷瘡口。如無根，以芫花煎濃汁亦妙。"一般此法適用於良性帶蒂腫瘤。

(4)**圍敷法**：常將新鮮植物藥搗爛，或用乾藥研磨成細末，加水或醋、蜂蜜、豬膽汁、麻油、豬油、薑汁、凡士林等調和，直接敷圍於腫瘤局部，間隔一定時間，換一次藥，其作用有二，初起圍敷以達到消腫目的；若化膿，則圍敷以束其根盤，截其餘毒，不令壅滯。《醫學入門》亦認為："敷圍內外夾攻，藥氣相通為妙。"

(5)**含漱法**：將藥物煎湯過濾後，常含口內，具有清熱解毒、消腫止痛的作用。常用藥物多為清熱解毒之品，如山豆根、甘草、白花蛇舌草、玄參、硼砂、黃芩、天葵子等。適用於口腔、牙齦、咽喉部位的腫瘤、潰瘍或白斑。

(6)**灌腸法**：將藥製成各種藥液，用灌腸器從肛門插入，作保留灌腸或直腸滴入。具有消腫止痛、解毒殺蟲、抑癌縮瘤、斂瘡生肌等作用。直腸癌常用此法。

(7)**塞法**：將藥物搗爛或研成細粉，用紗布包紮，或製成各種栓劑，塞於耳、鼻、陰道、肛門內，以達到消腫止痛、解毒殺蟲、潤腸通便、腐蝕腫塊作用。常用於子宮頸癌、陰道癌、直腸癌、肛管癌等。

(8)吹吸法：把藥物研成細末，吹入患者的咽喉、口腔或鼻腔內，也可吸入某些特種藥物煙霧氣，以達到消腫止痛、通竅開噤等作用。適用於口腔、鼻咽、肺部等癌腫。

(9)手握法：將藥物握於兩手中，臨床觀察有效，具體作用機制不清，可能是通過人體內環境的自調功能，從而達到治病的目的。

在臨床中，我們根據腫瘤臨床特點，研製了抑癌鎮痛膏方，外用以緩解癌性疼痛，取得了很好的臨床效果。臨床觀察顯示：對癌性疼痛具有較好的鎮痛效果，其有效率為 83.3%。同時，實驗研究表明：抑癌鎮痛膏方有很好抑瘤作用。

中醫藥治癌必須辨證

辨證論治是中醫藥抗癌的優勢和特色，中醫藥強調"以人為本"，強調癌症治療中個體化治療，這也符合現代腫瘤治療理念的新趨勢。如何才能更好辨證，充份發揮中醫藥抗癌的作用優勢呢？

(1)整體辨證、個體施治：癌症是全身疾病的局部表現，治療不能只從局部出發。整體觀、辨證施治是傳統醫學的精髓，脫離具體患者、具體病情而談治療無疑是極度荒唐的。不同患者臨床情況不同，即使同一患者在不同的病期階段其臨床情況也不同。臨床中，我們常常可以看到盲目使用中成藥的現象，比如：

西黃丸是很多腫瘤患者所熟悉的中成藥物，現代醫學角度研究認為具有抗癌作用，廣泛應用於各類癌症中。而中醫認為西黃丸並不適用於每個癌症患者，寒性體質或正氣虧虛的患者就不能使用，否則，就會起到相反的作用。我曾接診過一個胃癌術後化療的患者，就診時主訴為腹瀉，患者表現十分虛弱，詢問病史時發現患者口服希羅達化療同時，口服西黃丸，從患者舌、脈、症分析，主要為虛寒表現，服用西黃丸加重這種虛寒的狀況，從而加重了化療藥物的副作用，及時停用西黃丸後，經以溫中健脾的中藥調理，患者症狀明顯好轉，病情得到很好的控制。

（2）靈活配伍，發揮中藥多層次、多靶點抗癌作用的優勢：中藥的化學實體是活性物質羣，具有多靶點、多效性的特點，作用的基本形式是改變腫瘤微環境，而腫瘤是多因素、多階段形式的，藥病相合，能抑制其發生、發展，尤其是在改變機體生癌環境，抗腫瘤復發方面，化痰軟堅的中藥，既可增強機體免疫功能，又可抑制腫瘤的生長，以達到“扶正而不戀邪”、“祛邪而不傷正”的目的。扶正類中藥與化療藥配合使用，可在扶助正氣的同時，增強化療藥物抗癌效果，且有可能避免單純化療過程中的腫瘤“反跳”現象。

總之，中醫認為，惡性腫瘤的發病過程中，始終貫穿“正邪相爭”的過程，治療時必須權衡機體與腫瘤(整體與局部)之間的關係，最終達到“治病留人”的目的。早期癌症患者，雖有腫塊但尚未轉移，此時“正盛邪實”，宜“攻毒祛邪”為主；中期癌症患者，腫瘤逐漸增大，病邪侵凌，邪正處於相持階段，治療上宜“攻補兼施”，或“攻多補少”；晚期癌症患者，腫瘤多已出現遠處轉移，邪毒得勢囂張，正氣虛衰不支，這時如果一味攻伐，反而會加速患者的死亡，如果扶正培本，脾腎兼顧，"寓攻於補"，常能減輕症狀，維持生機，使患者長期"帶瘤生存"。目前越來越多被醫生"宣判死刑"的晚期癌症患者，經過中醫藥調理和抗癌治療後，腫瘤的生長得到控制，患者"人瘤長期共存"，生活質量得到改善。

堅持就是勝利

　　"堅持就是勝利"這句名言曾激勵許多人從失敗走向成功，從困境走向輝煌。對於癌症患者而言，這句話具有更深刻的意義。"堅持"對於癌症患者而言是一個嚴峻的考驗，因為癌症患者不僅要承受疾病造成的痛苦，還要承受手術、化療和放療等治療所帶來的痛苦，如果癌症患者樹立一種"堅持"的信念，就為抗癌成功打下了很好的基礎。

　　當然，對於癌症患者而言，除了有這種信念、這種樂觀的心態外，"堅持"的另外一層意思就是要堅持中醫藥治療，為何要堅持中醫藥治療呢？其實，道理很簡單，癌症的發生就是由於體內環境長期失調造成的，是一個慢性的過程，我們治療的關鍵在於改變失調的體內環境，俗語云："去病如抽絲"，所以，要想改變這種"癌狀態"，就必須有一個漫長的過程，這就需要患者的堅持，需要一個長期的調整。

　　我想癌症患者康復的必要條件有三個，即堅持的信念、合理的治療、長期的中醫藥調整。筆者曾診治 1 例確診時已有淋巴結轉移的肺癌患者，患者並未因為患癌而悲觀失望，而積極面對，選擇科學合理的治療方式，治療取得很好的效果，後來，一直堅持在我處服用中藥治療。樂觀的態度、合理的治療、長期的中醫藥調整使患者徹底擺脫了癌症的困擾，目前已健康生活 8 年。

中西醫抗癌如何結合

"中西醫結合治療惡性腫瘤"是從中國實際出發，融中西醫學各自優勢為一體，發揮傳統中醫特色，提高西醫藥學，兩者相輔相成，實行互補結合的具有中國特色的防癌治癌道路。40 餘年來，中國在中西醫結合治療惡性腫瘤方面可謂碩果纍纍，成績非凡。特別在倡導腫瘤"綜合治療"的今天，中西醫結合治療惡性腫瘤就更顯其優勢和特色，從臨床看，其主要優點可概括為：① 中西醫結合治療能增強療效，減少不良反應，延長生存時間，提高生存質量。②中西醫結合對腫瘤的診療具有思路廣、方法多、指標全面的特點。③中西醫結合診斷手段較客觀，治療措施較有力，對病情轉歸的判斷較準確。④中西醫結合治療在對晚期腫瘤患者的對症治療中有獨到之功。

根據臨床經驗和文獻資料報道，筆者認為中西醫結合在癌症中的應用主要體現在以下幾方面：

(1) 中西醫結合提高癌症外科治療效果，減少手術併發症：凡能行手術切除的腫瘤均應手術切除治療，通過手術可極大限度地減少病體內的癌細胞數目，使宿主與癌細胞比勢的改變有利於宿主，也可有利於打破癌細胞的免疫封閉。但手術造成的損傷和破壞則可用中西醫治療使之恢復，特別是中醫藥在此的作用值得重視，許多外科專家對圍手術期的中醫藥治療的作用充份肯定，這方面是值得提倡和推薦的。其主要作用如下：

術前配合中醫調理，糾正陰陽的失調，可擴大手術適應證。臨床常選用補氣養血、健脾及滋補肝腎之品，如四君子湯、八珍湯、十全大補湯、六味地黃湯等。

術後配合中醫藥治療，可促使術後脾胃功能的調整，氣血得以恢復，對術後康復、免疫功能的提高有一定療效，為進一步接受放、化療打下基礎。臨床常選用調理脾胃、補養氣血、理氣之品。術後配合中醫藥治療，還可提高近期生存率，預防腫瘤的復發和轉移。臨床常依辨證與辨病結合，在扶正基礎上加相應的抗癌中藥。

(2) **中藥與放療結合**：目前研究表明：中藥與放療結合可以減少放療所致的毒副作用。中醫認為放射線是一個熱性物質，其在殺傷癌細胞的同時，亦作為"熱毒"作用損傷人體氣陰，臨床中，我們常選用益氣養陰、涼血解毒之品，如：沙參、麥冬、玉竹、紫草、丹皮、生地等以減少毒副作用。對於放療而致的皮膚及黏膜損傷，中藥外用亦有很好的療效。此外，中藥與放療結合提高放療的臨床療效。研究表明：活血化瘀中藥能改善微循環，促進血液循環，增加病變部位癌細胞的氧含量，使乏氧癌細胞對放射線敏感，從而增強放療效果，臨床常選用桃仁、紅花、三棱、莪朮、赤芍等。

(3) **中藥與化療結合**：化療藥物治療近幾年發展很快，療效確切，但化療所引起的毒副作用亦為患者所苦，並在一定程度上限制了化療藥物的使用，而中藥與化療結合一方面可以減少或減輕化療的毒副反應，另一方面可以增強機體的免疫能力，提高癌細胞對化療的敏感性，增加臨床療效。

化療藥物長期刺激引起的靜脈炎可選用金黃膏、龍珠膏等外敷。化療期間常有食慾減退、噁心嘔吐、腹痛腹瀉等消化道症狀，中醫治療主要以健脾和胃、降逆止嘔，常選用旋覆花、代赭石、薑半夏、砂仁、焦三仙等。化療藥可以導致骨髓抑制，臨床主要表現為血小板及白細胞的下降，我們採用補腎活血之法，療效甚佳，常選用補骨脂、女貞子、黃精、枸杞子、雞血藤、當歸、山萸肉、桃仁、紅花、赤芍等。

(4) **預防腫瘤復發轉移，阻斷癌前病變**：活血化瘀中藥能改善患者的血液高凝狀態，降低和減少腫瘤的轉移和復發。清熱解毒中藥能清除內熱，使氣血流行通暢，恢復機體的機能平衡，增強抑制癌細胞繁殖的能力，使某部位的癌瘤得到控制或治癒。

正確使用抗癌中成藥

惡性腫瘤屬於難治性疾病，獲得徹底根治的機會不多。大多數中晚期腫瘤都需要綜合治療，而中醫藥也是綜合治療的重要組成部分,事實也證明配合中醫藥治療腫瘤優於單一西醫治療,這已基本成為腫瘤臨床醫師的共識。中成藥具有療效整體綜合性、藥物相對安全性、使用簡潔方便性這三大特點,很適合治療腫瘤這種疑難雜症,並能適應現代快節奏生活和臨床需要,所以抗癌中成藥在臨床上被廣泛應用,也促成了目前不僅中醫大夫使用而且西醫大夫也應用中藥抗癌的現狀。

　　在中國傳統醫藥學寶庫中,有許多關於腫瘤的記載和論述,古代醫家根據對腫瘤的認識,創製出了許多有效方藥。如張仲景研製的桃仁承氣湯、大黃蟲丸、桂枝茯苓丸等著名活血化瘀方劑,至今仍廣泛用於肝癌、胃癌、子宮頸癌等病的治療。明代陳實功創製蟾酥丸、玉樞丹,清代王洪緒創製的西黃丸、小金丹等等均為中醫臨床治療腫瘤之名方。目前,臨床使用的抗癌中成藥中既有傳統中成藥,又有國內許多單位根據臨床經驗研製的多種抗癌中成藥。中成藥的劑型也從傳統的丹劑、丸劑、散劑逐漸涉及現代的針劑、片劑、膠囊劑、口服液和各種外用藥物劑型。

　　研究證明,中藥治療惡性腫瘤的主要作用有兩點:一是增效減毒。即提高放、化療的療效,改善生命質量,減輕痛苦,延緩生命,增強免疫力,穩定病灶,抑制病灶的發展和轉移。二是增效增敏。中藥不僅可使療效進一步提高,而且增加腫瘤對藥物的敏感性,使用較低劑量的藥物產生同樣的效果,以及使原來對化療不敏感的腫瘤在應用中藥後有效。所以在腫瘤的綜合治療中,有效的使用抗癌中成藥,特別是對改善中晚期腫瘤的各種症狀和體徵,及增強機體免疫功能,減輕化療、放療的副作用,促進姑息性手術治療、放療、化療後患者的體質恢復,提高放療、化療的療效，抑制或延緩腫瘤患者的生存期等方面有西醫所無法替代的優勢。

隨着抗癌中成藥的廣泛應用，目前濫用中成藥的現象比較嚴重，許多問題也日益突出，比如應用不規範、療效不穩定、作用機制不清楚及毒副作用、用藥安全性等等一些問題。這不僅沒有收到藥物有效的治療作用，還可能會加重病情，甚至浪費大量的醫藥費用，加重患者的經濟負擔。

因此抗癌中成藥的合理使用尤為重要，這將直接關係到腫瘤治療的臨床療效，關係到患者的切身利益，我們要對中成藥製劑不斷進行總結和研究，促進臨床用藥更為合理化和規範化，以提高臨床療效，而療效正是中醫藥及中西醫結合防治腫瘤的生命線，也是患者的根本利益所在。

傳舍：中醫對癌轉移的經典認識

談到癌症治療，必須要談癌的轉移。癌症治療的成敗在相當程度上取決於抗轉移治療。對於癌症轉移的認識，中醫可以追溯到《黃帝內經》。《黃帝內經》將轉移稱作"傳舍"，"傳"指癌毒的傳播、擴散，"舍"有居留之意。《靈樞·百病始生》云："虛邪之中人也……留而不去，則傳舍於絡脈……留而不去，傳舍於經……留而不去，傳舍於輸……留而不去，傳舍於伏衝之脈……留而不去，傳舍於腸胃……留而不去，傳舍於腸胃之外，募原之間。留著於脈，稽留而不去，息而成積。或著孫脈，或著絡脈，或著經脈，或著輸脈，或著於伏衝之脈，或著於膂筋，或著於腸胃之募原，上連於緩筋，邪氣淫泆，不可勝論。"《黃帝內經》認為"虛邪中人"，"稽留而不去，息而成積。""積"（癌瘤）形成後，可以不斷地發生傳舍（即轉移），以至於"邪氣淫泆。"《黃帝內經》時代的醫家不僅認識到腫瘤可以發生傳舍，而且對其過程、機制、途徑及範圍等的認識也達到了一定的深度。

綜上所述，中醫關於轉移的認識包括三個連續的過程：

(1) "傳"，指癌毒自原發部位發生播散；

(2) "舍"，即擴散的癌毒停留於相應的部位，形成轉移瘤；

(3) 轉移瘤也可繼續發生"傳舍"，即所謂"邪氣淫泆，不可勝論"。

臨床上為何會出現癌瘤轉移呢？筆者認為有三方面因素：

(1) "癌毒是癌瘤發生和發展的直接病因，也是造成癌瘤轉移的內在根本因素。其特性的兩個主要方面，一是易於擴散，一是易於耗散正氣，導致正虛不固。癌毒的產生與轉移均本於正虛。癌瘤的初期主要表現為癌毒向原發病灶周圍組織侵襲擴散；進入中期，癌毒沿絡脈、經脈流散，在適宜的環境下又會形成轉移病灶；癌毒淫溢，更耗正氣，雙方力量此消彼長，正氣固攝能力愈弱，癌毒的傳舍趨勢愈盛，形成惡性循環，逐漸進入晚期。

(2) "惡性腫瘤自始至終表現為一系列的正氣為癌毒所消耗的過程。癌毒的產生、癌瘤的發生與發展均本於正虛，隨着病程的進展，癌毒不斷地耗散正氣，致正虛證候不斷加重，正虛則其外抗、內固癌毒的能力下降，導致癌毒擴散，疾病進展，最終出現多處轉移，發生多臟器衰竭、惡病質，此係正氣耗竭、陰陽離決的表現。此外，"最虛之處，便是客邪之地"，機體某一臟器或組織局部的"正虛"，亦是癌毒轉移的一個重要條件。

(3) "機體某一局部的氣滯、血瘀、痰凝是癌毒擴散和轉移的適宜土壤與環境。臨床腫瘤患者除表現一系列的正虛證候之外，均不同程度地伴有氣滯、血瘀及痰凝的證候。癌毒在沿經脈、絡脈播散過程中，為諸邪所阻，局部氣血失和，痰瘀毒聚，即可形成轉移瘤。

由上可見，癌毒的傳舍趨向是造成癌瘤轉移的決定性內在因素。全身及局部的陰陽氣血之虛，是癌瘤轉移的必要條件。氣滯、血瘀、痰凝是外在因素，也是癌瘤轉移的重要條件。此外，癌瘤的轉移還與環境氣候因素及個體的體質因素等有關，正如《靈樞·百病始生》所言："其中於虛邪也，因於天時，與其身形，參以虛實，大病乃成"。

治未病：談癌轉移的防與治

癌的侵襲與轉移是腫瘤發生和演變過程中最危險的階段，據統計，臨床腫瘤 50% 以上死於癌晚期的侵襲與轉移，因此，如何控制癌的侵襲與轉移是當今腫瘤臨床研究的一大課題。

　　中醫學認為癌瘤發生的本質在於"正虛毒聚"，其轉移發生的關鍵亦在於"正氣內虛"，正如古人所言："邪之所湊，其氣必虛"。因此，臨床治療中必須注意固護正氣，使正氣內存，才能有效防止腫瘤的轉移。那麼，如何固護正氣，防止轉移呢？從根本上講，癌瘤的轉移屬於疾病傳變的範疇，"治未病"思想的主旨即在於"未病先防"、"既病防變"。人體臟腑之間存在生剋乘侮的複雜聯繫，《素問‧玉機真臟論篇》指出"五臟受氣於其所生，傳之於其所勝；氣舍於其所生，死於其所不勝"，一臟有病可以影響到相關的臟腑。防治疾病時必須以整體觀念為指導，預先治療未病的臟腑，既要防止傳之於所剋之臟，又要防止傳之於所侮之臟。正如《金匱要略‧臟腑經絡先後病脈證第一》所指出的，"夫治未病者，見肝之病，知肝傳脾，當先實脾。"

　　筆者認為防止癌轉移的關鍵就在於調節各臟腑之間的平衡，改善體內的環境狀態，保護好未受癌毒攻擊的臟腑，這樣就能取得好的效果。筆者9年前曾治療1例胃癌患者，當時患者行胃癌手術後，因有淋巴結轉移，所以採用術後輔助化療，3個週期的化療後由於肝功能出現異常，患者放棄化療，到我處尋求中醫治療，根據患者的情況，重點在於改變患者的臟腑狀態，通過調整，患者身體情況明顯改善，堅持服用中藥至今，現在不僅身體很好，事業也非常成功。

八、中藥抗癌的傳奇

中藥抗癌具有悠久的歷史，現代研究表明：
中藥抗癌具有多成分、多靶點的作用，不僅能直
接抑制癌細胞的生長，更重要的是改變了機體的
“癌狀態”，從而，全面控制腫瘤繼續發展，防止
癌的轉移與復發。

補益中藥：扶正抗癌

中醫常言“正氣存內，邪不可干”、“正氣虛則為積”，道理
很簡單，如果人的正氣充足了，無論何種邪氣都無法侵犯機體，
但如果正氣虧虛，就容易發生癌症了。所以，癌的本質在於“正
虛”，“正虛”貫穿了腫瘤發病的全過程。故扶正抗癌應該是癌症
治療的主旋律，貫穿了腫瘤治療的始末。那麼，如何扶助正氣，
讓我們一起來看看補益中藥如何發揮扶正抗癌的作用。

（1）人參：說起補益藥，自然首推各種參。在各種參中，最
為著名的當屬人參。人參性微溫，味甘、微苦。功效大補元氣，
補脾益肺，生津止渴，安神增智。據記載，中國食用人參歷史已
達 4000 年之久，但目前，由於人參生態環境的破壞和人類的過
度採挖，真正的野山參已很難尋覓。臨床所用的人參一般都是人

工栽培的園參經蒸熟、烘乾或直接烘乾而製成的，又名紅參或生曬參。

人參適用於大病、久病體虛的患者，如晚期腫瘤患者，以及在放、化療期間的癌症患者，可適量服用以培元固本，恢復元氣。現代研究表明：人參含人參皂苷、揮發油、人參酸、各種氨基酸和肽類、葡萄糖、果糖、蔗糖、果膠等糖類，維生素 B1、維生素 B2、煙酸等。人參中的多種皂苷、人參糖及人參揮發油具有抗腫瘤作用。人參皂苷對小鼠肉瘤 S180 有抑制作用，人參可明顯減慢癌前病變或早期癌的發展速度。人參多糖能抑制小鼠艾氏腹水癌細胞的增殖，延長 S180 小鼠的存活時間。人參皂苷 Rh2 能有效地抑制黑色素瘤(B76)細胞的生長，且呈濃度依賴性變化。

人參既能抗腫瘤，又是抗腫瘤增效劑。體內實驗證實：人參多糖與環磷酰胺合用可發生明顯的抗腫瘤協同作用。含人參皂苷的製劑亦能減輕抗癌藥物的毒性作用，對動物的放射病有預防和治療作用。人參花皂苷在體外實驗中對天然殺傷細胞 NKC-IFN-IL-2 調節網起正調節作用，提高 T 細胞和巨噬細胞的功能，這些均有助於抗癌。

臨床使用人參一定要在醫生辨證施治的基礎上，根據患者體質病情配伍用藥。由於人參藥性偏熱，體質較強壯的年輕人及實熱證患者均不適合服用，據現代報導，連續長期大量服用人參，可產生頭痛、失眠、心悸、血壓升高、精神抑鬱等副作用，俗稱"濫用人參綜合徵"。正如中醫界流行一句俗語"人參殺人無過，大黃救人無功"來諷刺濫用人參調補的風氣。因此，並不建議人們把人參當成保健品來自行食用，一定要在醫生指導下合理使用，才能達到調補的作用。

(2)黃芪：黃芪素以"補氣諸藥之最"著稱，是一種名貴的中藥材，中國傳統醫學認為黃芪具有補氣升陽、益衛固表之功，能補脾肺之氣，為補氣要藥。《別錄》曰："補丈夫虛損，五勞羸瘦。"《日華子本草》曰："助氣，壯筋骨，長肉，補血。"民間還有冬令取黃芪配成滋補強身之食品的習慣。

黃芪的藥用歷史迄今已有 2000 多年了，始見於漢墓馬王堆出土的帛書《五十二病方》，《神農本草經》列為上品。明《本草綱目》載"耆長也，黃芪色黃，為補者之長故名⋯⋯"《本草彙言》載"黃芪，補肺健脾，衛實斂汗，驅風運毒之藥也⋯⋯"《本草逢原》載"黃芪能補五臟諸虛，治脈弦自汗，瀉陰火，去肺熱，無汗則發，有汗則止。"

中國的藥劑師在長達 2000 多年的歷史中推斷並將黃芪用作增進體能和抵抗疾病的良藥。西方的傳統藥劑師最近開始關注並研究用黃芪減弱化學療法的副作用。

有大量研究表明，黃芪能提高人及小白鼠血漿中環磷酸腺苷的含量，而肝臟中其含量則下降，環磷酸烏苷含量在血漿中下降，在肝臟、脾臟中上升。細胞中環磷酸腺苷及環磷酸烏苷的變化與腫瘤的發生有密切關係，提高腫瘤細胞內環磷酸腺苷的含量能抑制腫瘤細胞生長，甚至使腫瘤細胞逆轉。黃芪能促進動物(小白鼠)周圍血中白細胞增加，對抗化學物質、放射線或其他原因引起人類的白細胞減少，能顯著提高單核巨噬細胞的吞噬能力。黃芪對細胞免疫及體液免疫均有促進或調節作用。通過此作用，尤其是通過單核巨噬細胞系統吞噬功能的顯著增強，有可能發揮對腫瘤細胞的抑殺效應。此外，黃芪能增強心臟收縮功能，對衰竭的心臟有強心作用，亦有利尿、鎮靜、降血糖、抑菌等作用。

(3)冬蟲夏草：冬蟲夏草是一種傳統的名貴滋補中藥材，與天然人參、鹿茸並列為三大滋補品。

關於蟲草的生長，一般人對其感到神秘莫測，前人曾有詩云："冬蟲夏草名符實，變化生成一氣通。一物竟能兼動植，世間物理信難窮。"其實，蟲草是一種昆蟲與真菌的結合體。蟲是蟲草蝙蝠蛾的幼蟲，菌是蟲草真菌，每當盛夏，海拔 3800 米以上的雪山草甸上冰雪消融，蝙蝠蛾便將千千萬萬個蟲卵留在花葉上。繼而蛾卵變成小蟲，鑽進潮濕疏鬆的土壤裏，吸收植物根莖的營養，逐漸將身體養得潔白肥胖。這時，球形的子囊孢子遇到蟲草蝙蝠蛾幼蟲，便鑽進蟲體內部，吸引其營養，萌發菌絲。當蟲草蝙蝠蛾的幼蟲食到有蟲草真菌的葉子時也會成為蟲草。

受真菌感染的幼蟲，逐漸蠕動到距地表 2 ～ 3 厘米的地方，頭上尾下而死。這就是"冬蟲"。幼蟲雖死，體內的真菌卻日漸生長，直至充滿整個蟲體。來年春末夏初，蟲子的頭部長出一根紫紅色的小草，高約 2 ～ 5 厘米，頂端有菠蘿狀的囊殼，這就是"夏草"。蟲草這時發育得最飽滿，體內有效成分最高，是採集的最好季節。青海及雲南省迪慶、怒江州是中國蟲草的主要產地之一。

冬蟲夏草含脂肪、蛋白質、粗纖維、碳水化合物等，所含脂肪包括飽和脂肪酸和不飽和脂肪酸，尚含冬蟲夏草素、蟲草酸等。藥理實驗證明，冬蟲夏草有防癌抑癌作用。蟲草的水提物或醇提物均可明顯抑制 S180（小白鼠肉瘤）、Lewis（小白鼠肺癌）、MA737（小白鼠乳腺癌）等腫瘤的生長。蟲草醇提取物對小白鼠前胃鱗狀上皮增生有治療作用，可減少其癌變的發生率，抑制小鼠 Lewis 肺癌克隆形成。蟲草素菌素對艾氏腹水癌、人鼻咽癌細胞有抑制作用。此外，蟲草酒精浸出液對結核桿菌、肺炎球菌等有抑制作用。蟲草多糖皮下給藥，對小鼠網狀內皮系統和腹腔巨噬細胞吞噬功能均有激活作用，能抑制 T 淋巴細胞的排斥反應，具有非特異性刺激免疫反應、從而提高機體抗癌能力的作用。

(4)靈芝：靈芝自古以來就被認為是吉祥、富貴、美好、長壽的象徵，有"仙草"、"瑞草"之稱，"靈芝"這一如今家喻戶曉的稱謂，在藥學著作中始見於《神農本草經》。"靈芝"初見於文學典籍，則是三國大文學家曹植的《靈芝篇》，其中有"靈芝生王地"句，將靈芝提升到百草之王的地位。

傳說中靈芝乃炎帝之季女瑤姬的魂魄所化。據說，巫山神女峯即是瑤姬肉身所化，她日夜守護來往行船的安全；而其魂魄則化作靈芝，"媚而服焉"，服後令人容光煥發。在《白蛇傳》白娘子盜仙草的神話傳說中，能使人起死回生的靈芝草長在雲霧繚繞的山頂，由鹿童、仙鶴守護，為眾仙人所享。白娘子為求仙草救活許仙，越萬重山水，歷盡艱辛才爬上山頂找到仙草，又遇到鹿童與仙鶴的攻擊。危難時分，是白娘子向南極仙翁苦苦哀求，南極仙翁為白娘子對愛情的忠貞不渝的精神所感動，才允許她取仙草而去。在這裏，靈芝成了愛情忠貞的象徵。

中華傳統醫學長期以來一直視靈芝為滋補強身、固本扶正的珍貴中草藥。古今藥理與臨床研究均證明，靈芝確有防病治病、延年益壽之功效。東漢時期的《神農本草經》、明代著名醫藥學家李時珍的《本草綱目》，都對靈芝的功效有詳細的極為肯定的記載。現代藥理學與臨床實踐進一步證實了靈芝的藥理作用，並證實靈芝多糖是靈芝扶正固本、滋補強身、延年益壽的主要成分。科學研究表明，靈芝的藥理成分非常豐富，其中有效成分可分為十大類，包括靈芝多糖、靈芝多肽、三萜類、16種氨基酸(其中含有7種人體必需氨基酸)、蛋白質、甾類、甘露醇、香豆精苷、生物鹼、有機酸(主含延胡索酸)，以及微量元素鍺、磷、鐵、鈣、錳、鋅等。靈芝對人體具有雙向調節作用，所治病種涉及心腦血管、消化、神經、內分泌、呼吸、運動等各個系統，尤其對腫瘤、肝臟病變、失眠以及衰老的防治作用十分顯著。

靈芝是最佳的免疫功能調節和激活劑，它可顯著提高機體的免疫功能，增強患者自身的抗癌能力。靈芝可以通過促進白細胞介素-2的生成，通過促進單核巨噬細胞的吞噬功能、提升人體的造血能力尤其是白細胞的指標水平，以及通過其中某些有效成分對癌細胞的抑制作用，成為抗腫瘤、防癌以及癌症輔助治療的優選藥物。

(5)鹿茸：大家都知道，鹿茸為梅花鹿或馬鹿還沒有骨化的幼角。雄鹿到了一定年紀頭上就會長角，初發時嫩如春筍，其表面一層纖細的茸毛就是鹿茸了。嫩角慢慢長大，逐漸老化成為鹿角，茸毛也就隨之脫落。古詩有云："尾閭不禁滄海竭，九轉靈丹都慢說；唯有斑龍頂上珠，能補玉堂關下穴。"詩中所謂"斑龍頂上珠"指的就是鹿茸，意思是說，人的精力消耗過度，用丹藥治療效果緩慢，只有用鹿頭上的嫩角才能補虛療體。

鹿茸是自古以來都應用的補品，《神農本草經》將其列入中品，據載，"鹿茸味甘，性溫，主漏下惡血，寒熱驚癇，益氣強志，生齒不老。鹿角則主治惡瘡癰腫，逐邪惡氣，留血在陰中。"李時珍在《本草綱目》曰"善於補腎壯陽，生精益血，補髓健骨"。鹿茸有補氣益血，消除疲勞，延年抗老之效，且通治諸虛，適用於體質虛弱、未老先衰及一切氣血精液不足者，對腎虛的人尤其有效。

現代研究表明：鹿茸含有 25 種氨基酸，多種維生素等，可以提高人體免疫力，促進造血功能。鹿茸多糖具有降血脂、制酸、抗潰瘍、抗腫瘤、促進創傷癒合、增強機體免疫、抗疲勞等多種功效，鹿茸多糖在免疫功能低下的體內可激活免疫機制殺傷腫瘤細胞，促進抗腫瘤免疫應答，有利於腫瘤治療。鹿茸醇提物可增強機體免疫，促進機體蛋白質合成及生長發育，可提高因環磷酰胺所致的白細胞減少，動物實驗證實其可增強免疫功能低下動物模型的非特異性免疫功能及小白鼠紅細胞的免疫功能，保護小鼠因環磷酰胺所致的遺傳物質損傷，增強小鼠的抗氧化作用。

中醫認為鹿茸是大熱補品，適合體質虛寒，表現為畏寒、手足發涼、胃脘冷痛等症狀的人服用。特別適合於晚期癌症患者和化療後血象低下者。

(6) 首烏：早在唐代的《何首烏傳》中，就曾記載了一個這樣膾炙人口的小故事：唐代有個人名叫何田兒，體弱多病，50 多歲還未娶妻。有一天，他醉臥山野，看見相距三尺多遠的兩根藤子似乎互相交纏在一起，許久才分開，隨後又再交纏。何田兒十分驚異，便連根挖回，遍問眾人，誰也不認得這是甚麼植物。後來，一位老者告訴說："此恐是神仙之藥，何不服之？"何田兒便把挖回的根搗為細末，每天早晨空腹時用酒送服一錢。六天後，何田兒便自覺有了性慾，連服數月身體逐漸強健。一年之後，所患諸病痊癒，頭髮竟由白轉黑，隨後娶妻成家，十年間連生幾個男孩。據說，他的兒子活到160歲，孫子130歲時頭髮仍然烏黑。因此，人們把這種神奇的植物取名為何首烏，一直延用至今。

何首烏藥效甚好，《本草綱目》曰："能養血益肝，固精益腎，強筋健骨，烏鬚黑髮，為滋補良藥。不寒不燥，功在地黃、天門冬諸藥之上。"

現代研究表明：何首烏蒽醌苷類化合物對小鼠MFC實體腫瘤和S180肉瘤均有生長抑制作用。可以增加環磷酰胺對S180荷瘤小鼠的抑瘤作用，同時減輕環磷酰胺對S180荷瘤小鼠外周血白細胞數減少的毒性作用。能促進S180荷瘤小鼠的T和B淋巴細胞增殖，增加白細胞介素-1的生成。其抗腫瘤作用可能與提高機體的免疫能力有關。

(7)枸杞：枸杞子是一種落葉灌木，葉子披針形，花淡紫色。果實枸杞子，是圓形或橢圓形的漿果，紅色，可入藥，有滋陰補血、養肺健胃之功效。說起枸杞子這個名字，這裏有一個故事：相傳在戰國時期，秦國境內的黃河南岸，香山北麓平原上，有一青年農民，小名叫狗子，娶妻杞子，勤勞賢惠，一家人以農耕為業，男耕女織，夫妻日出而作，日落而息，奉養老母，倒也勉強度日。後來，由於各國爭霸，擴軍征戰，人民遭殃，狗子也被強徵入伍，參加了戍邊。

將軍百戰死，壯士十年歸。狗子戍邊多年，歸來已是鬚髮滿面。在回家的路上，見家鄉正在遭受災荒，田園荒蕪，餓殍遍野。討飯之人不計其數。活着的人也是個個面黃肌瘦，孩子嗷嗷待哺。狗子十分難受，惶恐不安，不知家裏老母與妻子現狀如何。可到家裏一看，狗子大吃一驚，見老母髮絲如銀，神采奕奕，妻子面色紅潤，滿臉笑容。他問妻子："路見鄉鄰皆為苦狀，唯母與爾飽滿，何也？"妻子回答："爾從軍後，吾終日勞作，勉為生計，去今之年，蝗災澇害，顆粒無收，無奈吾採山間紅果與母充飢，方免其餓。"其母說："吾若非爾媳採紅果食之，命已殞矣！"狗子聽後感動得熱淚直流，對妻子更加敬重了。鄰人聽說後，也爭相採紅果食之，謂之"狗杞食"。後人發覺狗妻杞氏所採山間紅果，有滋陰補血、養肺健胃之功效，民間醫生採之入藥，並改其名為"枸杞子"。

古醫藥書《本草彙言》記載："枸杞能使氣可充、血可補、陽可生、陰可長、火可降、風濕可去，有十全之妙用焉。"中藥"地骨皮"是其根皮，有涼血瀉火、清肺解熱之功能，可治療咳嗽吐血、煩熱消渴、勞熱盜汗等症；中藥"天精草"是其葉，有補虛益精、清熱止渴、祛風明目之功能，可以像茶葉一樣泡水喝，長期飲用，效果甚佳；其果——枸杞子更是上乘的滋補藥，含有人體必需的各種營養成分，其中蛋白質為 20% 左右、脂肪為 10% 左右，糖為 40% 左右，剩下的 30% 左右為無機鹽和多種維生素，具有滋腎、補肝、明目、潤肺等功能，主治肝腎陰虧、頭暈目眩、腰膝酸痛、視力衰弱、遺精和糖尿病等症。據專家研究，長期飲用枸杞茶，可以降低血壓和血糖，對人的肝臟起到保護作用。

另外經常適量飲用枸杞子所泡之酒，即大家熟知的"枸杞酒"，可補虛、長肌肉、益顏色。在兩廣一些地區，人們常用枸杞煲豬肝湯，據説可以達到養肝明目、主神益氣之功效，是馳名的藥膳。另據現代科技手段測試分析，枸杞含有氟、錳、鉻、鎂、鋅、銅、硒、鉬、鎳、鈣、磷、鋰、鈉、鍺、鈷、鐵、硅、釩、鉀等多種微量元素，在人體內與酶、激素以及維生素等共同保持生命的代謝過程和機體的免疫能力。國內醫學實驗表明，枸杞對人體癌細胞有明顯的抑制作用。枸杞葉代茶常飲，能顯著提高和改善老人、體弱多病者和腫瘤患者的免疫功能和生理功能，具有強壯機體和延緩衰老的作用。對癌症患者配合化療，有減輕毒副作用，防止白細胞減少，調節免疫功能等療效。美國加利福尼亞艾滋病防治中心經過多年臨床觀察之後，評定證明枸杞多糖的免疫功能可以同當前國際上用於治療愛滋病的藥物相媲美。

(8)山藥：關於山藥的來歷，也有一個美麗的傳説：古時候，焦作一帶有一個小國，叫野王國。由於國小勢弱，常被一些大國欺負。一年冬天，一個大國派軍隊入侵野王國，野王國的將士們雖然拚死奮戰，但最終因軍力不足戰敗了。戰敗的軍隊逃進了深山，偏又遇到天降大雪，大國的軍隊封鎖了所有的出山道路，欲將野王國的軍隊困死於山中。大雪紛飛，將士們飢寒交迫，許多人已經奄奄一息。正當絕望之際，有人發現一種植物的根莖，吃起來味道還不錯，而且這種植物漫山遍野都是。士兵們喜出望外，紛紛挖這種植物的根莖吃。更為神奇的是，吃了這種根莖後，將士們體力大增，就連吃這種植物的藤蔓和葉枝的馬也強壯無比。士氣大振的野王國軍隊終於奪回了失地，保住了國家。後來，將士們為紀念這種植物，給它取名“山遇”，隨着更多人食用這種植物，人們發現它具有治病健身的效果，遂將“山遇"改名為"山藥"。

　　山藥又名淮山，有"神仙之食"的美名。民間諺語："五穀不收也無患，只要二畝山藥蛋。"山藥的模樣貌不驚人，土褐色的外皮，外形呈較細的圓柱狀，肉白而堅，咀嚼時口感微酸發黏。不過"藥不可貌相"，據古籍記載，多食山藥有"聰耳明目"、"不飢延年"的功能，對人體健康非常有益，而民間也流傳山藥對於調理生理能力、病後虛弱體質、婦女產後調養、小孩強健體魄都有顯著效果，因而被稱為"食物藥"。

扶正抗癌經典驗方

1. **扶正方**：人參 10 克，冬蟲夏草 10 克，三七粉 3 克，珍珠粉 1.2 克。共研細粉，分次服用，每次 1.5～2 克，每日 2 次。本方具有扶正抗癌之效，適合於癌症患者術後、化療期或晚期體質虛弱者。

2. **十全大補湯**：人參 6 克，肉桂 3 克，川芎 6 克，乾熟地黃 12 克，茯苓 9 克，白朮 9 克，甘草 3 克，黃芪 12 克，當歸 9 克，白芍 9 克。本方出自《太平惠民和劑局方》，為補益的代表方，現代研究表明：該方在抑制惡性腫瘤的增殖及轉移、增強機體免疫力、減輕放療和化療副作用、增強抗癌藥物的療效、提高患者的生命質量、延長生存期等方面有較好療效。臨床適用於各種癌症，尤其有頭暈目眩，少氣懶言，乏力自汗，面色淡白或萎黃，心悸失眠，舌淡而嫩，脈細弱無力等氣血兩虛體徵者更為適用。也可作為放療、化療及術後康復的輔助用藥。

據現代醫學研究：山藥塊莖富含果膠、皂苷、黏液蛋白、甘露聚糖、植酸、尿囊素、膽鹼、多巴胺、山藥素、精氨酸、澱粉酶、糖蛋白及碘質等。其中黏液蛋白能預防心血管系統脂肪沉積，保持血管彈性，防止動脈粥樣硬化，減少皮下脂肪沉積；多巴胺能擴張血管，改善血液循環；皂苷能防止冠心病和脂肪肝的發生；消化酶能促進蛋白質和澱粉分解，增強機體的消化與吸收功能；黏液多糖可刺激和調節人體免疫系統，對環磷酰胺所導致的細胞免疫抑制有對抗作用，能使被抑制的細胞免疫功能部分或全部恢復正常。塊莖富含的果膠是一種誘生干擾素樣物質，能增加 T 淋巴細胞的活性，提高網狀內皮系統的吞噬能力，增強機體免疫功能，抑制腫瘤細胞增殖等藥理作用。故山藥可作為抗腫瘤和放、化療及術後體虛者的輔助藥物。

以毒攻毒中藥：直接抗擊癌毒

不論是氣滯血瘀、痰凝濕聚、熱毒內蘊，還是正氣虧虛，久之均為瘀積成毒，毒結體內是腫瘤的根本病因之一。由於腫瘤形成緩慢，毒邪深居，非攻不克，所以臨床常用有毒之品，性峻力猛，即所謂"以毒攻毒"。研究表明：以毒攻毒藥物大多對癌細胞有直接的細胞毒作用。讓我們一起來看看民間常說的五毒中藥（全蠍、蜈蚣、守宮、蛇、蟾蜍）是如何殺傷癌細胞的。

（1）全蠍：全蠍食用、藥用歷史悠久，食後可溫腎補精，益氣養血，養顏健體。其藥用價值已為中醫實踐所證實，具有祛風、解毒、止痛、通絡等功效。全蠍的主要藥用成分為蠍毒素，據《本草綱目》和《中國藥典》載，全蠍具有"熄風鎮痙、消炎攻毒、通絡止痛"功效；主治"小兒驚風、抽搐痙攣、皮膚病、心腦血管病、炎症、乙肝、腫瘤"等病。全蠍也是一種高檔美味佳餚，營養豐富，食之有防病治病、增強免疫力和抗衰老等功能，備受中外賓客青睞。

現代研究證實，其天然活性蛋白含有大量人體所需的氨基酸，如冬氨酸、蘇氨酸、絲氨酸、谷氨酸、甘氨酸、丙氨酸、胱氨酸、纈氨酸、蛋氨酸、異亮氨酸、亮氨酸、苯丙氨酸、賴氨酸、組氨酸、精氨酸、脯氨酸等，同時，還含 29 種微量元素，有鈉、磷、鉀、鈣、鎂、鋅、鐵、鋁、銅、錳、氯等，此外，尚含三甲胺、甜菜鹼、膽甾醇、卵磷脂、蠍酸、牛磺酸、軟脂酸、亞麻酸、正十七碳酸、異油酸、二十碳酸等天然活性成分，具有協調人體機能、促進新陳代謝、增強細胞活力等功能。藥理實驗證實，全蠍製劑有抗癌作用，其水提物對結腸癌細胞、醇提物對人體肝癌細胞等有抑制作用。日本學者對部分中藥的水提物和甲醇提取物的抗癌活性進行初步篩選研究，證實全蟲的抗癌活性。

(2) 守宮：守宮就是壁虎。《本草綱目》稱其："治中風癱瘓，手足不舉，或厲節風及痰驚，小兒疳痢，血積成痞，厲風瘰癧。"現代研究顯示：守宮含脂肪、蛋白質、多種氨基酸及微量元素，以鋅含量最高，體外實驗證實本品水溶液可抑制人體肝癌細胞呼吸，近代用於治療各種癌腫，尤其以食管癌療效最佳。對結核桿菌及常見致病真菌也有抑制作用。

(3) 蜈蚣：大家對蜈蚣可能都很熟悉，中醫認為蜈蚣味微辛，性微溫。走竄之力最速，內而臟腑，外而經絡，凡氣血凝聚之處皆能開之。蜈蚣有微毒，善解毒，凡一切瘡瘍諸毒皆能消之。

關於其解毒功效還有一段故事，蛇藥研究專家季德勝先生一次被花蛇在手臂上咬了一口，咬處的皮膚突然腫起，劇痛不止，隨即變黑壞死。他趕忙服下自己配製的蛇藥，但卻未能有效地控制中毒症狀，很快陷入了半昏迷狀態。氣若游絲的季德勝好不容易睜開雙眼對家人說：「快給我捉 5 條蜈蚣來。」結果 5 條蜈蚣下肚，病情仍未好轉。情急之下，他連吃 15 條蜈蚣，終於化險為夷。從此蜈蚣也就成為季德勝蛇藥的主要成分。

蜈蚣的抗癌作用比較明顯，著名中西醫匯通醫家張錫純在其所著《醫學衷中參西錄》中，記載了蜈蚣治療食管癌的病例，其曰：「有病噎膈者，服藥無效，偶思飲酒，飲盡一壺而病癒。後視壺中有大蜈蚣一條，恍悟其病癒之由，不在酒實在酒中有蜈蚣也。蓋噎膈之證，多因血瘀上脘，為有形之阻隔，蜈蚣善於開瘀，是以能癒。觀於此，則治噎膈者，蜈蚣當為急需之品矣。為其事甚奇，故附記於此。」人們受此啟發，將蜈蚣曬乾研末，每天服 2 ～ 3 條，用治食管癌、乳腺癌、皮膚癌、鼻咽癌、結腸癌、宮頸癌、肝癌等，均取得一定療效。

現代研究顯示：蜈蚣含兩種類似蜂毒的有毒成分，即組織胺樣物質及溶血性蛋白質。尚含氨基酸、脂肪油、膽甾醇等。蜈蚣水蛭注射液能使小白鼠的精原細胞發生壞死、消失，說明對腫瘤細胞有抑制作用；利用死亡癌細胞易被低濃度的伊紅著色的特點，體外實驗證明，蜈蚣水蛭注射液對癌細胞紅染率為陽性。蜈蚣水蛭對小白鼠肝癌瘤體的抑制率為 26%，屬於微效，對網狀內皮細胞功能有增強作用。但長期應用對肝臟有損傷。此外，蜈蚣尚有抗驚厥、止痙、抗真菌作用。

(4)蟾蜍：人們俗稱"癩蛤蟆"。蟾蜍是一種有極高藥用價值的動物，雖然牠外表醜陋，但卻有美麗的傳說。自古以來就有用"蟾宮折桂"來比喻考取進士，傳說月宮中有三條腿的蟾蜍，而後人也把月宮叫蟾宮。

中醫認為本品具有解毒消腫、止痛開竅的作用。正如《本草綱目》所載："療發背癰，一切惡腫。"蟾蜍抗癌的作用確切。現代研究顯示：本藥含華蟾蜍毒素、華蟾蜍素、華蟾蜍次素，此外，還含甾醇類、精氨酸及辛二酸等。蟾蜍皮提取物對小鼠肉瘤180瘤有抑制作用，延長患精原細胞瘤、腹水癌和肝癌小鼠的生存期，並增加網狀內皮細胞的功能，試管中對白血病細胞有抑制作用。蟾酥對海拉細胞，人的肝癌、白血病、卵巢癌等細胞均有抑制作用。

所以在臨床，蟾蜍可用於治療肺癌、肝癌、食管癌、乳腺癌、胃癌、鼻咽癌、腦垂體瘤等多種腫瘤。

蟾蜍辛溫有毒，為以毒攻毒的要藥，臨床應嚴格掌握用量及適應證，以免中毒。外用不可入目，禁用於嚴重胃潰瘍、心血管病及孕婦。

(5)白花蛇：為蝮蛇科動物五步蛇或眼鏡蛇科動物銀環蛇的幼蛇體。中醫認為其味甘、鹹，性溫，有毒，歸肝經，功能祛風、通絡、止痙，用於風濕頑痺，麻木拘攣，中風口祸，半身不遂等。白花蛇性善走竄，內走臟腑，外徹皮毛，能透骨搜風，祛風邪，通經絡，定驚搐，止瘙癢，並能以毒攻毒，《本草綱目》

稱“白花蛇能透骨搜風，截驚定搐，為風痹、驚搐、癩癬惡瘡要藥，取其內走臟腑，外徹皮膚，無處不到也。”現代研究表明：本品對腫瘤細胞有抑制作用。

臨床上，白花蛇用於多種癌症，如顱腦腫瘤，常與石菖蒲、天竺黃、全蠍等配合使用；用於惡性淋巴腫瘤，常與昆布、海藻、牡蠣、製南星等配合使用；用於骨肉瘤或腫瘤骨轉移骨酸楚，骨節疼痛，拘攣等，常與補骨脂、牛膝、雞血藤等配合使用。

在使用攻毒藥的同時，應照顧正氣，合理配伍且注意藥物的合理炮炙，選擇適宜劑型，這樣即可以發揮其治癌作用，又可以減少其副作用。總之，以毒攻毒作為腫瘤治療中的常用中藥，臨床中每宜依據辨證，結合其他抗癌藥物，共同發揮抗癌之功。

以毒攻毒抗癌經典驗方

1. 守宮酒：將守宮 6 條泡入白酒 500 毫升中，7 日後飲用，少量多次飲酒，每次 10 毫升，對於食管癌晚期患者飲水不入的有開管通膈的作用。

2. 芪麥虎蜈湯：生黃芪 30 ～ 60 克，太子參 30 克，麥冬 15 克，石斛 15 克，蜈蚣 2 ～ 4 條，守宮 2 ～ 4 條，紅棗 10 克，甘草 10 克。水煎服，每日 1 劑。該方能益氣養陰、攻毒，主要用於中晚期肺癌。方中黃芪、麥冬為君，益氣養陰；太子參、石斛為臣，助芪麥補氣陰；佐蜈蚣、守宮搜毒剔毒、以毒攻毒；以紅棗、甘草為使，調和解毒。如癌毒重者可加用蟾皮、全蠍、露蜂房各 9 克，僵蠶 9 ～ 15 克。

化痰、軟堅中藥：抑制癌瘤

民間有句俗語："怪病多為痰作祟"。事實也是如此，癌症也是一種怪病，當然與痰有密切聯繫！朱丹溪曾曰："凡人身上中下，有塊物者，多屬痰症。"現代實驗研究表明："化痰藥物本身就有抗腫瘤作用。如化痰藥對 S180 有抑制作用。

腫瘤古稱石瘕、石疽、岩等，多為有形之物，堅硬如石。《黃帝內經》中早已指出："堅者削之……結者散之。""客者除之。"所以對於腫瘤多用軟堅散結藥物治療。凡能使腫塊軟化、消散的藥物稱軟堅散結藥。根據現代藥理研究：軟堅散結藥物抗腫瘤的機制在於直接殺傷癌細胞。如僵蠶對 S180 有抑制作用，並在體外可抑制人體肝癌細胞的呼吸。牡蠣及海藻提取物對腫瘤細胞有抑制作用。讓我們一起來看看常用化痰、軟堅藥物的抗癌妙用。

(1)鱉甲：為鱉科動物鱉的背甲，中醫認為味鹹性寒，歸肝經，具有滋陰潛陽、散結軟堅之效。《神農本草經》曰："主心腹癥瘕堅積，寒熱，去痞息肉，陰蝕痔惡肉。"本品含動物膠、角質蛋白、碘質、維生素 D 等。藥理實驗證實：鱉甲對肝癌、胃癌、急性淋巴性白細胞有抑制作用。其能抑制人體肝癌、胃癌細胞的呼吸，並能抑制結締組織增生，提高血漿蛋白，延長抗體存在時間的作用。

臨床用於治療肝癌、胰腺癌、胃癌等多種腫瘤及癌症患者有陰虛低熱者。以鱉甲為主的代表的抗癌方藥有鱉甲煎丸。

(2)僵蠶：為動物蠶蛾科昆蟲家蠶蛾的幼蟲感染淡色絲菌科白僵菌僵化的全蟲體。產於陝西、江蘇、浙江、廣東、廣西、四川等地。中醫認為性味辛、鹹，平，歸肺、胃、肝、大腸經，具有敗毒抗癌、祛風解痙、化痰散結止痛之功效。《寒溫條辨》曰"以清化之品，滌疵癧之氣，以解濕毒，散腫消鬱。"本品含蛋白質、脂肪等。僵蠶能抑制小白鼠肉瘤 S180；醇水浸出液對小鼠和兔有催眠作用。人工白僵蠶煎劑能對抗士的寧所致的小鼠驚厥，對金黃色葡萄球菌、大腸桿菌、綠膿桿菌等有抑制作用。臨床用於治療腦瘤、乳腺癌、喉癌、惡性淋巴瘤、膀胱癌等惡性腫瘤，常與浙貝母、夏枯草等配伍使用。

（3）土貝母：為葫蘆科植物假貝母的塊莖，分佈於河北、河南、山東、山西等地。中醫認為其味苦性微寒，歸肺、脾經，具有散結解毒、消癰腫之功效。《百草鏡》曰："能散癰毒，化膿行滯，解廣瘡結毒……敷惡瘡斂瘡口。"現代研究顯示：本品含麥芽糖、蔗糖等，體外篩選對腫瘤有抑制作用。動物實驗證明土貝母結晶 D 對小鼠肉瘤 S180、艾氏腹水癌和肝癌有一定抑制作用。臨床用於治療乳腺癌、鼻咽癌、胃癌、大腸癌及頸淋巴結轉移等。《本草綱目拾遺》用陽和湯加土貝母 5 錢治乳岩（乳腺癌）。

（4）海藻：為馬尾藻科植物海蒿子和羊棲菜的全草。中醫認為其味苦、鹹，性寒，歸肝、胃、腎經，具有消痰軟堅、利水之功效。《本草綱目》曰："海藻，鹹能潤下，寒能泄熱引水，故能消瘦瘤、結核、陰腫之堅聚，而除浮腫、腳氣、留飲、痰氣之濕熱。使邪氣自小便出也。按東垣李氏，治療癧馬刀散腫潰堅湯，海藻、甘草兩用之，蓋以堅積之病，非平和之藥所能取捷，必令反奪，以成其功也。"現代研究表明：本品含海藻膠酸、蛋白質、甘露醇、碘、鉀等。海藻子含馬尾藻多糖。日本北里大學山本一郎發現海藻中多糖類對大腸癌有明顯抑制作用。亦有人實驗證明海蒿子粗提取物，對子宮頸 V14、肉瘤 S180 及淋巴 1 號腹水癌有一定抑制作用。海藻提取物尚有抗血液凝固、降血脂、降血壓的作用。

臨床用於治療甲狀腺癌、晚期乳腺癌、宮頸癌、直腸癌等多種腫瘤。最近，一批科學家在分析乳腺癌發病原因時發現，日本婦女乳腺癌發病率較低，與其長期食用海藻類食物的飲食習慣有關。

(5)半夏：為天南星科多年生草本植物半夏的塊莖。中國各地均有分佈，夏秋間收挖，洗淨，除去外皮及鬚根，曬乾，為生半夏；一般用生薑、明礬等炮製後使用，稱為"製半夏"。中醫認為其味辛性溫、有毒，歸脾、胃、肺經，具有燥濕化痰、降逆止嘔、消痞散結之功效。正如《名醫別錄》所言："消心腹胸膈痰熱滿結，咳嗽上氣，心下急痛、堅痞，時氣嘔逆，消癰腫。"現代研究表明：本品含揮發油，少量脂肪、澱粉、煙鹼、黏液質、β-谷甾醇、膽鹼、谷氨酸、精氨酸、生物鹼等。掌葉半夏的稀醇或水浸出液，對動物實驗性腫瘤(S180、HCA 和 V14)和 Hela 細胞都具有明顯的抑制作用。半夏煎劑對實驗動物有鎮吐、鎮咳、抗早孕作用。

臨床用於宮頸癌及癌前期病變有效。上海第一醫學院婦產科醫院報道，以掌葉半夏片劑口服，用栓劑貼敷宮頸，棒劑塞入宮頸管，治療各期子宮頸癌 247 例，經 2 個月以上的治療，近期治癒 63 例，顯效 84 例，有效 44 例，總有效率 77.3%。亦用於食管癌、胃癌、舌癌、鼻咽癌、上頜竇癌等。

生半夏為有毒中藥，所以，在使用時一定要在醫生指導下使用。同時，使用生半夏時，一定要先煎 30 分鐘以上，並注意使用劑量。

(6)牡蠣：為牡蠣科動物長牡蠣、大連灣牡蠣或近江牡蠣的貝殼。中醫認為其味鹹性微寒，歸肝、腎經，具有平肝潛陽、軟堅散結、收斂固澀之功效。《本草綱目》曰："化痰軟堅，清熱除濕……消疝瘕積塊，瘰疾結核。"現代研究顯示：其含碳酸鈣、磷酸鈣、硫酸鈣以及鎂、鋁、硅、氧化鐵等。本品全體磨碎後的水提取物，對小鼠肉瘤 S180 有抑制作用，藥敏試驗證明對腫瘤細胞有抑制作用，對脊髓灰質炎病毒有抑制作用。臨床用於治療甲狀腺癌、肺癌、食管癌、乳腺癌、肝癌等多種實體癌瘤。

化痰、軟堅抗癌經典驗方

1. 消瘰丸：生牡蠣 30 克，元參 15 克，貝母 15 克，夏枯草 30 克。水煎服，每日 1 劑。該方能滋陰降火、化痰軟堅，主要用於各種惡性腫瘤伴淋巴結腫大者。

2. 海藻玉壺湯：海藻 30 克，昆布 15 克，貝母 15 克，半夏 10 克，青皮 6 克，陳皮 10 克，當歸 15 克，川芎 10 克，連翹 10 克，甘草 6 克。每日 1 劑，水煎溫服。該方能化痰軟堅、理氣散結，主要用於甲狀腺癌、頸淋巴結轉移癌等。

調心安神中藥：間接抗癌

《黃帝內經》曰："心為五臟六腑之大主"；"心動則五臟六腑皆搖"。研究也顯示：腫瘤與情志關係密切。所以，調心安神中藥在癌症治療中具有重要作用。

(1)**棗仁**：為鼠李科植物酸棗的乾燥成熟種子，味甘性平，入心、脾、肝、膽經，具有養心、安神、斂汗功效，用於神經衰弱、失眠、多夢、盜汗。現代研究表明：本品含酸棗仁皂苷 A、B、白樺脂酸、白樺脂醇、黃酮、脂肪油、蛋白質等。酸棗仁煎劑給大白鼠口服或腹腔注射均表現鎮靜作用。

(2)**遠志**：為遠志科植物遠志或卵葉遠志的乾燥根，味苦、辛，性微溫，歸心、腎、肺經，具有安神益智、袪痰、消腫之功效。《神農本草經》曰："主咳逆傷中，補不足，除邪氣，利九竅，益智慧，耳目聰明，不忘，強志倍力"。適用於心腎不交引起的失眠多夢，健忘驚悸，神志恍惚，咳痰不爽，瘡瘍腫毒，乳房腫痛。研究顯示：遠志除具有鎮靜、抗驚厥、袪痰、抗水腫等作用外，還具有抗突變、抗癌的作用。Ames 試驗發現遠志的水溶性提取物對黃麴霉菌素 B1(AFB1)誘發的回變菌落數也有顯著的抑制效應，對 TA98 菌株回變菌落數有明顯抑制效應，但對 TA100 菌株無抑制效應，說明其只有對抗鹼基置換突變的因子。另遠志提取物有抑制小鼠 P388 淋巴細胞性白血病作用。

(3)**珍珠粉**：是用三角帆蚌、褶紋冠蚌、馬氏珠母貝等貝類動物所產珍珠磨製而成的粉狀物，呈白色或為米黃色，有珍珠特殊腥味。珍珠藥用在中國已有 2000 餘年歷史。三國時的醫書《名醫別錄》、梁代的《本草經集》、唐代的《海藥本草》、宋代的《開寶本草》、明代的《本草綱目》、清代的《雷公藥性賦》等 19 種醫藥古籍，都對珍珠的療效有明確的記載。珍珠粉含蛋白質(水解後可得到 18 種氨基酸，其中 7 種是人體必需氨基酸)、文石結構的碳酸鈣、20多種微量元素及維生素 B，具有增強免疫力、補充鈣質、葆春延衰、改善睡眠、治療潰瘍、養肝明目、輔助降壓等七大功效。

(4)夜交藤：為雙子葉植物藥蓼科植物何首烏的藤莖或帶葉藤莖。中醫認為，夜交藤性平無毒，味甘微苦，入心、肝經，有安神養血、袪風通絡的功效，《本草再新》曰：“補中氣，行經絡，通血脈，治勞傷”，主治失眠症、勞傷、多汗、血虛身痛、癰疽、瘰癧、風瘡疥癬等症。夜交藤的煎服劑量一般為 10 ～ 30克。本品莖含蒽醌類，主要為大黃素、大黃酚或大黃素甲醚，均以結合型存在。莖葉含多種黃酮，已得到木犀草素 -5-0- 木糖苷。

調心安神防癌經典驗方

1. 酸棗仁湯： 炒棗仁 15 ～ 30 克，茯苓 6 克，知母 6 ～ 9 克，川芎 6 克，甘草 3 克。水煎服，日 1 劑。該方能養血安神、清熱除煩。本方最早見於《金匱要略・血痺虛勞病脈證並治》：“虛勞虛煩不得眠，酸棗仁湯主之”。方中酸棗仁養血補肝，寧心安神；茯苓寧心安神；知母滋陰清熱；川芎調氣疏肝；生甘草清熱和中。臨床用於癌症患者失眠煩躁者。

2. 歸脾湯： 白朮 30 克，當歸 3 克，茯神 30 克，黃芪 30 克，遠志 3 克，龍眼肉 30 克，酸棗仁炒 30 克，人參 15 克，木香 10 克，炙甘草 5 克。水煎服，日 1 劑。該方功效益氣養血、健脾養心，適用於癌症患者見心悸怔忡，健忘失眠，盜汗，體倦食少，面色萎黃等心脾兩虧者。

溫陽中藥：消除陰瘤

中醫認為腫瘤屬陰瘤，臨床證實體質偏寒的人患腫瘤居多，腫瘤患者中又以寒證居多。腫瘤發展到晚期往往兼有陽虛證候，如畏寒肢冷，氣短而喘，神疲乏力，少氣懶言，面色白，浮腫，小便清長，大便溏薄，脈沉遲等，或為水氣病，或為惡性積液。陽虛寒證責之於心、脾、腎，溫陽亦當辨溫通心陽、溫補心腎，腫瘤患者溫陽不僅僅是治療陽虛，還可增強臟腑功能，促進氣血運行，津液代謝。

(1)附子：為毛茛科植物烏頭子根的加工品。中醫認為附子為回陽救逆第一藥物，其味辛、甘，性大熱，有毒，歸心、腎、脾經，具有回陽救逆、補火助陽、散寒止痛之功效。《本草彙言》曰："附子，回陽氣，散陰寒，逐冷痰，通關節之猛藥也。"《神農本草經》亦曰："主風寒咳逆邪氣，溫中，金瘡，破癥堅積聚，血瘕，寒濕痿躄，拘攣膝痛，不能行步。"現代研究證實：本品含烏頭鹼、次烏頭鹼、中烏頭鹼，尚含類脂成分，對小白鼠腺癌 75 Lewis 肺癌和大鼠 W256 癌均具有活性。附子能增強免疫力，能興奮迷走神經中樞，而有強心作用。烏頭鹼對小鼠有鎮痛作用。此外，本品有抗炎、抗寒冷作用。臨床用於治療腦瘤、消化道腫瘤、肺癌等多種腫瘤。臨床報道：以生附片、生川烏、生南星製成三生針注射液，治療中晚期肺癌 166 例，結果部分緩解率為 7.4%，穩定率為 59.4%，其生存期明顯提高於化療對照組。

(2)肉桂：係樟科植物肉桂樹的乾樹皮，為溫裏之要藥。中醫認為肉桂辛、甘，大熱，歸腎、脾、心、肝經。其主要功能為補火助陽，引火歸源，散寒止痛，活血通經。臨床用於陽痿、宮冷、腰膝冷痛、腎虛作喘、陽虛眩暈、目赤咽痛、心腹冷痛、虛寒吐瀉、寒疝、奔豚、經閉、痛經。《本草經疏》曰："蓋以肉桂、桂心甘辛而大熱，所以益陽，甘入血分，辛能橫走，熱則通行，合斯三者，故善行血"。《藥性類明》曰："桂能導引陽氣宣通血脈，使氣血同行。"

現代研究顯示：本品含揮發油，油中含桂皮醛、丁香酚等，並含鞣質及黏液質。桂皮醛能捕捉細胞中硫氫基包含的氨基酸，從而阻滯蛋白質的合成，抑制 L1210 小鼠白血病細胞的生長。桂皮醛還有較強的抑制 KBv200 細胞（耐長春新鹼的 KB 細胞株）生長作用，其半數抑制濃度為 $6.27\,\mu g/ml$。我們實驗亦發現桂皮醛對人肺腺癌細胞 A549 有較強的生長抑制作用。

溫陽抗癌經典驗方

1. 陽和湯：熟地 30 克，肉桂 3 克，麻黃 2 克，鹿角膠 9 克，白芥子 6 克，薑炭 2 克，生甘草 3 克。水煎服，日 1 劑。功效溫陽補血，散寒通滯。研究顯示，陽和湯具有明顯的抑制動物移植腫瘤生長的作用，對體外培養的癌細胞生長也有一定的抑制作用，臨床用於骨腫瘤、乳腺癌等多種惡性腫瘤。

2. 四逆湯：炮附子 5～10 克，乾薑 6～9 克，炙甘草 6 克。水煎服，日 1 劑。功效溫中祛寒，回陽救逆。本方主要用於晚期癌症患者陽氣虧乏者及癌性疼痛者。

(3)乾薑：為薑科植物薑的乾燥根莖。中醫認為其味辛性熱，歸脾、胃、心、肺經。具有溫中散寒，回陽通脈，溫肺化飲之功效。乾薑含揮發油 2% ～ 3%，為淡黃色或黃綠色的油狀液體，油中主成分為薑酮，其次為 β- 沒藥烯、α- 薑黃烯、β- 倍半水芹烯及薑醇；另含桉油精、枸橼醛、龍腦等萜類化合物及薑烯等。此外，尚含天冬醯胺、1- 派可酸及多種氨基酸。藥理研究證實：乾薑水提取液對人子宮頸癌細胞 JTC-26 株有明顯抑制作用。抑制率高達 90% 以上。

固攝中藥：守護人體之正氣

《黃帝內經》云："凡陰陽之要，陽密乃固……陽強不能密，陰氣乃絕"。癌毒為陰毒，易傷陽氣，且其毒性猛烈，既耗散正氣，又易於擴散。《黃帝內經》指出："散者收之"，"其剽悍者，按而收之"，提示應當採用具有收斂、固澀、收攝等作用的藥物，以治療正氣有形或無形的消耗、散失及防止癌毒侵襲擴散、轉移。

(1)烏梅：是一味具有收斂固澀功效的中藥。其性平味酸澀，歸肝、脾、肺、大腸經。具有益精開胃，斂肺生津的功效。現代藥理研究表明：烏梅含檸檬酸 19%，蘋果酸 15%，還含有琥珀酸、糖類、谷固醇、蠟樣物質及齊墩果酸樣物質、甾醇、維生素類、三萜等。烏梅中含有較多的抗衰老活性物質，能使全身組織趨於年輕化。日本有句俗語："語烏梅乾劃拳者"，意指滿臉皺紋、身材矮小，拿着烏梅劃拳飲酒的長壽老翁。其寓意是：只要常食烏梅，就可以健康長壽。藥理實驗還表明：烏梅對人子宮頸癌 JTC-26 株有抑制作用，抑制率在 90% 以上。小鼠玫瑰花環試驗表明，烏梅對免疫功能有增強作用。

(2)五味子：為木蘭科植物五味子的乾燥成熟果實。《新修本草》載："五味皮肉甘酸，核中辛苦，都有鹹味"，故有五味子之名。五味子是中國名貴中藥之一，具有益氣、滋腎、斂肺、固精、益脾、生津、安神等多種功效。《神農本草經》列為上品，曰："五味子益氣，主治咳逆上氣、勞傷羸瘦、補不足、強陰、益男子精。"《藥性本草》中記載："五味子能治下氣、止嘔逆、補虛勞，令人體悅澤。"

五味子含有豐富的有機酸、維生素、類黃酮、植物固醇及有強效復原作用的木酚素，它也是兼具補益精、氣、神的少數藥材之一，能益氣強肝、增進細胞排除廢物的效率、供應更多氧氣、營造和運用能量、提高記憶力及性持久力。人們通常用五味子單味泡酒或製成散劑用於降轉氨酶，某些腫瘤患者在放化療後，若出現低熱、咽乾口燥時，則可用五味子、西洋參、麥冬、生地水煎服或用沸水沖泡當茶飲，都有良好功效。

最新研究發現，五味子粗提物逆轉多藥耐藥的機制主要與抑制 P- 糖蛋白以及增強抗腫瘤藥物誘導耐藥腫瘤細胞發生凋亡有關。五味子粗提物及其有效成分五味子甲素對多藥耐藥有逆轉作用，能大大提高腫瘤細胞對抗腫瘤藥的敏感性。

(3)烏賊骨：為烏賊科動物針烏賊或同屬動物的乾燥背骨。中醫認為其味鹹、澀，性溫，歸肝、腎經。具有收斂止血，固精止帶，制酸止痛，收濕斂瘡之功效。烏賊骨含碳酸鈣 85% 以上，此外，內殼中含蛋氨酸、天門冬氨酸、谷氨酸等 17 種氨基酸。研究表明，烏賊骨在增強免疫力和抗腫瘤方面，具有顯著的功效。

(4)仙鶴草：為薔薇科植物龍茅草的全草。因其具有補虛強壯作用，可治脫力勞傷之症，民間稱之為"脫力草"。中醫認為其性味苦澀而平，有收斂止血、補虛、消積、止痢、殺蟲、解毒消腫等功效，多用來治療咯血、吐血等多種出血症，泄瀉，痢疾，瘡癤癰腫，蛔蟲、絛蟲等蟲證，腫瘤以及脫力勞傷，神疲乏力，面色萎黃等證。現代研究顯示：全草含仙鶴草素、仙鶴草內酯、鞣質、甾醇、有機酸、酚性成分、皂苷等。日本在篩選近千種天然藥物中，得到 3 種抗癌性最高的活性物質，其中之一就是仙鶴草。仙鶴草水煎液對癌細胞抑制率達 100%，還可增加白細胞的數量，提高機體對癌細胞的免疫力，尤其是對癌症患者體質虛弱而伴有出血症者，療效更為顯著。

(5)白芍：為毛茛科多年生草本植物芍藥的根，分佈於浙江、安徽、四川等地，生用、酒炒或炒用。中醫認為其味苦、酸，性微寒，歸肝、脾經，具有養血斂陰、柔肝止痛、平抑肝陽功效。《神農本草經》曰："主邪氣腹痛，除血痹，破堅積……止痛，利小便，益氣。"《藥性論》亦曰："治肺邪氣，腹中痛，血氣積聚，通宣臟腑擁氣，治邪痛敗血……補腎氣，治心腹堅脹……消瘀血，能蝕癰。"現代研究顯示：本品含芍藥苷、β‑谷甾醇、鞣質、揮發油、樹脂、澱粉等。白芍能促進淋巴母細胞轉化，抑制腫瘤生長，對細胞免疫及體液免疫均有一定促進作用。白芍尚有鎮靜、鎮痛、抗驚厥作用，並且對葡萄球菌、溶血性鏈球菌、大腸桿菌、傷寒桿菌有抑制作用。臨床用於治療肝癌、胃腸道腫瘤、宮頸癌、白血病等。用於癌性疼痛，常與甘草相伍，即芍藥甘草湯。

(6)山萸肉：為山茱萸科落葉小喬木植物山茱萸除去果核的果肉。中醫認為其味酸、性微溫，歸肝、腎經，具有補益肝腎、收斂固澀之功效。《名醫別錄》曰："寒熱疝瘕……安五臟，通九竅，止小便利，明目強力。"現代研究顯示：本品含皂苷、熊果酸、沒食子酸、蘋果酸及維生素 A 等，山茱萸對化學療法及放療引起的白細胞下降，有使其升高的作用。體外試驗證實，山萸肉能殺死腹水癌細胞，動物體內篩選對腫瘤細胞有抑制作用。此外，山茱萸有抗菌作用及利尿降壓作用，能對抗組織胺、氯化鋇及乙醯膽鹼所引起的腸管痙攣。臨床用於治療肝癌、膀胱癌、腦瘤、前列腺癌、食管癌、喉癌等。

固攝抗癌經典驗方

1. 生脈飲：人參 10 克，麥冬 15 克，五味子 6 克，水煎服，日 3 次。功效益氣生津，斂陰止汗。生脈飲是中國古代的著名藥方，其中，人參是主藥，能大補元氣，麥冬可養陰清熱，五味子可斂汗生津，後兩味起輔助作用，三藥合用，一補，一清，一斂，共同發揮益氣生津、斂陰止汗的作用。研究表明，生脈散具有增強免疫功能、改善微循環、改善血液流變性、抗炎、抗突變、抗癌、鎮靜、解熱、鎮痛等功效。

2. 抗癌單刀劍方：仙鶴草 30 ～ 85 克，白毛藤 30 克，龍葵 25 克，檳榔 15 克，製半夏 10 克，生甘草 5 克。仙鶴草單獨煎煮，備用。其他藥物一起濃煎，煎液和仙鶴草煎液合併，一次頓服。功效扶正固本、解毒抗癌。

癌症患者如何熬中藥

在臨床經常有腫瘤患者和家屬問中藥如何煎服，中藥煎服法看似簡單，實則中醫對煎煮法很講究，下面簡單介紹一下腫瘤患者該如何煎服中藥。

1. 抗癌中藥的煎煮法

(1)煎藥用具有講究：在煎藥時，應注意盡量使用沙鍋、搪瓷、玻璃、不銹鋼器具，忌用鐵、銅器。因為前者理化性質比較穩定，不易與藥物中的成分發生反應，可以保證藥物的療效。而鐵、銅類成分性質較為活潑，易與藥物中的成分發生反應，影響療效。

(2)控制火候 "先武後文"：煎藥的火量大小、溫度高低，中醫稱為火候，一般藥物先武火後文火，簡稱 "先武後文"，即先用大火、急火將鍋燒開後，再用小火慢慢煎熬，保持微沸狀態即可。這樣既可使藥鍋內保持適度溫度，將有效成分煎出，又可避免將藥熬煳。熬焦、熬煳藥物的藥液切不可服用，以免中毒。

(3)煎藥方法需注意：煎藥前，應先將藥物放入藥鍋內，加冷水浸泡藥物，泡透以後再行煎煮，由於腫瘤患者臨床用藥的特殊性，一般煎煮的時間比普通煎藥時間長，這樣有利於有效成分的煎出，一般情況下，煎藥時注意不宜頻頻打開鍋蓋，否則氣味易失，藥效降低。

(4)適量用水：除處方有特殊規定用水以外，一般藥物主要用潔淨水，以自來水、甜井水、泉水煎煮即可，但不能用金屬離子含量高的礦泉水，因為個別金屬離子可以和生物鹼、苷類、鞣酸發生化學反應。煎藥用水量根據藥物的重量、體積、吸水能力和功效主治的不同而異，傳統認為一般以浸泡藥物後水面超過藥物 3 ～ 5 厘米為宜。

(5)掌握好煎藥時間：一般藥物煎煮一次，根據臨床腫瘤用藥的特點和情況，藥物煎煮時間要長，煮開後，須文火煎煮約 60 分鐘左右，這樣既可保證藥物有效成分的充份析出，又可減少服用藥量，提高臨床療效。

(6)服用藥量合適：由於腫瘤患者胃腸功能較差，所以服用藥量不宜過大，一般以 1 小碗為宜，約 150 ～ 200 毫升。

(7)特殊煎法要切記：腫瘤臨床中，醫生常使用一些性質特別的藥物，所以根據病情煎煮前需要特殊處理，醫師一般都在處方上註明，負責調配處方的藥師要特別囑咐病家，並予以單包。主要有以下幾種類型：

(i) 先煎：對於礦石類、動物角甲、貝殼藥物及有毒類藥物，如生石膏、龜板、烏頭等，因其質地堅硬、有效成分不易煎出或具有毒性，需在煎煮其他藥物之前砸碎，提前煎煮 30 分鐘。如附片超過 15 ～ 30 克時最好先煎 30 分鐘，而超過 30 克時，最好先煎 1 小時，在煎藥前放足夠冷水，煎藥過程中不能加冷水，附子煎好後不能放入冰箱等冷凍地方，服用前要加熱，超過 60 克要分 3 ～ 6 次服用。

(ii) 後下：對於含揮發性成分的中藥，如薄荷、青蒿、藿香、細辛等，還有不宜長時間煎煮的中藥，如鈎藤、杏仁等藥，應該在其他藥物煎好前 10～15 分鐘再放入鍋內煎煮。

(iii) 包煎：對於一些花粉、種子類藥物，如松花粉、蒲黃、葶藶子等；或是含黏液汁較多的藥物，如車前子等；以及含細小絨毛的藥物，如旋覆花等，煎煮前須用紗布包好後與其他藥物同時煎煮。

(iv) 烊化：對於阿膠、鹿角膠、蜂蜜等膠類或糖類黏性大的藥物，使用前要用適量開水先將其溶化，待其他藥物煎好後兌入藥液中服用。

(v) 溶化：對於芒硝等易溶化的藥物可直接在煎好的藥液中溶化。

(vi) 另煎兌入：對於人參、西洋參、鹿茸等貴重藥物可以另行煎煮，汁液直接兌入其他藥液服用。

(vii) 沖服：對於牛黃粉、三七粉、麝香等可直接用藥湯沖下。

大家千萬要注意醫生開的煎煮法，煎煮法不正確不僅會影響療效，還會引起不良反應。

2. 中藥的服藥時間

古代醫學家十分注意掌握中藥的服用時間，認為在不同時間裏服藥，藥物療效差異很大。因此，對於腫瘤患者，根據病情合理選擇服藥時間，可以發揮藥物的最佳效能。

（1）空腹服法：空腹服藥易使藥力得到發揮，東晉時期著名醫藥學家葛洪說："未食內虛，令毒勢易行"，多用於腫瘤患者偏實證者。

（2）**飯後服法**：適用於腫瘤患者偏虛者及頭頸部腫瘤患者。飯後服法能使藥性留連於上。《神農本草經》說："病在胸膈以上者宜先食後服藥"。偏於滋補一類的藥物，也宜飯後服，如葛洪說："服治病之藥以食前服之，服養身之藥以食後服之。

（3）**頓服**：病情較急者，藥物煎好後立即服下，稱為頓服，取急病急治之意。東漢醫學家張仲景《金匱要略》載的治急症吐衄的瀉心湯、治腸癰的大黃牡丹皮湯等屬於此類。目前，一般腫瘤急症，如出血、梗阻等亦採用頓服法。

還有一種服法是根據人體自身固有的時間節律，擇時用藥，以發揮更好的治療效果。祖國醫學認為：人體自身有各種時間節律，如年節律、月節律、日節律、時節律。以日節律為例：一日中，人體氣血在經絡中運行有一定規律，清晨之時，氣血流注於手太陰肺經，次為大腸、胃、脾、心、小腸等。實驗室研究及臨床研究資料均表明：某個臟腑的病變，在其經氣旺盛之時施治，療效會大大提高。目前中藥服法普遍沿用一日一劑，上、下午分服的方法，從時間治療學看不盡合理。辨證屬陰虛的病證，使用補陰藥可安排於傍晚一次服藥。陽虛患者使用補陽藥可考慮在清晨一次服用，以簡化給藥次數，增強和提高療效。肺部疾病可在平旦之時服藥，腎臟疾病則可考慮下午五時左右用藥。

無論飯前或飯後服藥都應略有間隔，如飯前或飯後半小時至1小時左右服，以免影響療效。與西藥最好間隔1～2小時以上服用。

九、改善癌狀態的中醫食療

防癌、抗癌藥膳貴在"細水長流"。常言道："三分治，七分養"。如何調養，飲食是關鍵！傳統中醫豐富的飲食保健為我們提供了在生活中抗擊癌魔的金鑰匙。

防癌食品要倡導

中醫認為："食能排邪而安臟腑，悅神爽志以資血氣"。選擇合理的防癌食物，就能很好改善體內失調的環境，預防癌症的發生。

(1)紅薯：俗稱地瓜、番薯，有紅、白兩種，甘甜味美，營養豐富。紅薯不僅是健康食品，還是袪病的良藥，據《本草綱目》、《本草綱目拾遺》等古代文獻記載，紅薯有"補虛乏，益氣力，健脾胃，強腎陰"的功效，使人"長壽少疾"，還能補中、和血、暖胃等。當代《中華本草》說其："味甘，性平。歸脾、腎經。""補中和血、益氣生津、寬腸胃、通便秘。主治脾虛水腫、瘡瘍腫毒、腸燥便秘。"紅薯含有豐富的澱粉、膳食纖維、紅蘿蔔素、維生素A、B、C、E以及鉀、鐵、銅、硒、鈣等10餘種微量元素和亞油酸等，營養價值很高，被營養學家們稱為營養最均衡的保健食品。這些物質能保持血管彈性，對防治老年習慣性便秘十分有效。

現代研究也顯示了紅薯在防癌中的重要作用，被稱為抗癌狀元食品。日本國家癌症研究中心最近公佈的 20 種抗癌蔬菜"排行榜"為：紅薯、蘆筍、花椰菜、包心菜、西蘭花、芹菜、倭瓜、甜椒、紅蘿蔔、金花菜、莧菜、薺菜、苤藍、芥菜、西紅柿、大蔥、大蒜、青瓜、大白菜等，其中紅薯名列榜首。日本醫生通過對 26 萬人的飲食調查發現，熟紅薯的抑癌率（98.7%）略高於生紅薯（94.4%）。美國費城醫院也從紅薯中提取出一種活性物質——去雄酮，它能有效地抑制結腸癌和乳腺癌的發生。

吃紅薯要講究科學，一不宜生吃，因為生紅薯中澱粉的細胞膜未經高溫破壞，難消化；二要適當延長蒸煮時間，使它含有的"氣化酶"被破壞，食後就不會出現腹脹、燒心、打嗝、反胃、排氣不適感；三是和米麵搭配吃，可起到蛋白質的互補作用；四可配點鹹菜或鮮蘿蔔等一起吃，可減少胃酸產生。

防癌食療小配方：紅薯山藥粥

紅薯、山藥各 150 克，紅棗 10 枚，蜂蜜適量，薑片 5 克。將紅薯和山藥洗淨，切成小塊備用。紅薯和薑片加水，用中火煮透，然後，加入山藥煮熟即可，食用時，加入適量蜂蜜。

（2）蘆筍：素有"蔬菜之王"的美稱，《神農本草經》中將其列為"上品之上"，稱久服輕身益氣延年。其嫩莖質地細膩，纖維柔軟，風味鮮美，能增進食慾幫助消化，對人體細胞的癌變具有很強的抑制作用，是目前世界上最為有效的防癌保健食品之一。

　　現代研究表明：蘆筍富含多種氨基酸、蛋白質和維生素，其含量均高於一般水果和蔬菜，特別是蘆筍中的天冬醯胺和微量元素硒、鉬、鉻、錳等，具有調節機體代謝，提高身體免疫力的功效。蘆筍中含有的天門冬醯胺是一種能抑制癌細胞生長的物質。1970 年代初，美國一位牙科醫生通過食用大量的蘆筍治好了自己的眼癌和惡性淋巴癌。1974 年化學家盧茨得出蘆筍可以治療癌症的結論。其含豐富的抗癌元素——硒，可阻止致癌物質過氧化物和自由基形成，通過抑制癌細胞中脱氧核糖核酸合成，阻止癌細胞分裂與生長，同時刺激機體免疫功能，提高對癌細胞的抵抗力。蘆筍含有豐富的葉酸，大約 5 根蘆筍含 100 微克，已達到每日需求量，可使細胞生長正常化，具有防止癌細胞擴散功效。

防癌食療小配方：茄汁蘆筍 ｜ 蘆筍 200 克，番茄醬 30 克，白糖、精鹽、味精各適量。

蘆筍洗淨切丁，炒鍋上火，放油燒熱，放入蘆筍丁煸炒後，倒入少量清水燜至熟，加番茄醬 30 克及白糖、精鹽、味精各適量調勻，出鍋淋麻油即成。

---

　　(3)香菇：是一種生長在木材上的真菌，味道鮮美，香氣沁人，營養豐富，含有蛋白質、脂肪、維生素、尼克酸、鈣、磷、鐵等多種營養素及 30 種酶和 18 種氨基酸，素有"植物皇后"、"山珍"之美譽。《呂氏春秋》有"味之美者，越駱之菌"的記載。香

菇性味甘、平、涼，入肝、胃經，有補肝腎、健脾胃、益氣血、益智安神、美容顏之功效，還可化痰理氣、益胃和中、解毒、抗腫瘤、托痘疹。主治食慾不振、身體虛弱、小便失禁、大便秘結、形體肥胖、腫瘤等病症。

　　醫學家們從香菇中分離出一種高純度、高分子結構的具有較強抗腫瘤作用的有機物──香菇多糖。日本科學家用香菇多糖浸出液 5 ～ 30 毫升對已移植肉瘤的小白鼠做抗癌試驗，5 個星期後，其體內癌細胞全部消失，抑制率為 100%。香菇多糖對癌細胞抑制不同於一般的抗癌藥，它不是直接抑制或殺傷癌細胞，而是提供識別脾及肝臟中抗原的巨噬細胞，激活巨噬細胞素 -1 的活力，促使人體防癌大軍 T 淋巴細胞活化因子的產生，增強 T 淋巴細胞的活力而對癌細胞起到抑制作用。對輔助細胞如 T 殺傷細胞、NK 殺傷細胞的活力亦有顯著增強作用。醫學家們正在逐漸開始利用香菇多糖提高對肺癌、胃癌、食管癌、宮頸癌、白血病等多種癌症的治療效果，以增強機體對病毒細胞和癌細胞免疫系統的防禦功能，殺傷腫瘤細胞的活性，從而延長癌症患者的生存期。由於香菇能提高機體抑制癌瘤的能力，加強抗癌作用，且無不良反應，因而被人們譽為"抗癌新兵"。

防癌食療小配方：香菇冬瓜湯

乾香菇 15 克，冬瓜 500 克，精鹽、蔥白、料酒、味精、熟豬油、麻油各適量。香菇用溫水浸泡，去雜洗淨，切成小塊。冬瓜洗淨切塊，共入鍋內加水，煮沸後加調料，裝盆淋麻油即成。具有補脾益胃、益肝利水、降脂防癌之功效。

(4)番茄：又名西紅柿、洋柿子。相傳番茄最早生長在南美洲，因色彩嬌艷，人們對它十分警惕，視為“狐狸的果實”，又稱“狼桃”，只供觀賞，不敢品嚐。現在它是餐桌上的美味。番茄含有豐富的紅蘿蔔素、維生素 B 和 C，尤其是維生素 P 的含量居蔬菜之冠。番茄味甘、酸，性涼，微寒，歸肝、胃、肺經，具有生津止渴，健胃消食，清熱解毒，涼血平肝，補血養血和增進食慾的功效。

防癌食療小配方：番茄苦瓜

番茄 200 克，苦瓜 100 克，精鹽、蒜末、味精各適量。番茄洗淨切片備用，苦瓜切片開水灼後，素油少許燒熱，將苦瓜煸熟，將備好的番茄同炒，酌加鹽、調料、味精少許化開，與蒜末同時加入，翻炒後起鍋。具有補脾清胃、防癌抗癌之功效。

現代研究顯示：番茄具有防癌抗癌、延緩衰老的作用。研究證實番茄中所含番茄紅素具有獨特的抗氧化作用，可清除體內的自由基，預防心血管疾病的發生，有效地減少胰腺癌、直腸癌、口腔癌、乳腺癌的發生，阻止前列腺癌變的進程。番茄還含有防癌抗衰老的谷胱甘肽，可清除體內有毒物質，恢復機體器官正常功能，延緩衰老，故番茄擁有“長壽果”之美譽。

(5)包心菜：為十字花科植物甘藍的莖葉，俗稱洋白菜，原產歐洲，名結球甘藍，為全球主要蔬菜之一，在德國譽為“菜中之王”，民間流傳可治百病之說，常吃能使人精神飽滿，身心愉快。據分析，每 100 克包心菜含蛋白質 1.4 克、脂肪 0.2 克、糖類 3.4 克、磷 2.8 毫克、鐵 0.7 毫克、鈣 62 毫克，含鈣約為黃瓜 3 倍，西紅柿的 10 倍，還含有紅蘿蔔素，維生素 E、維生素 B1、維生素 B2、尼克酸，而維生素 C 的含量為 60 毫克，是黃瓜的 10 倍，西紅柿的 5 倍。

中醫認為包心菜性味甘平，健胃益腎，通絡壯骨，利五臟、調六腑、補骨髓，和現代醫學的研究成果互為印證。據現代醫學和臨床實踐證明，包心菜具有廣泛的治病防病的功效，經常食用包心菜能促進膽汁分泌，用於預防胃炎和胃潰瘍；包心菜所含的果膠、纖維素能結合並阻止腸道吸收膽固醇和膽汁酸。因而對動脈硬化、心臟病局部缺血、膽石症患者及肥胖者十分有益。經常食用包心菜，還能增進人體免疫力和延緩衰老，對防治肝炎、膽囊炎等慢性病也有良好的作用。

包心菜是防癌抗癌的佳品，現代研究證實：包心菜所含果膠和纖維素能促進腸道蠕動，防止便秘，及時排出腸內毒素，減少患大腸癌的風險。包心菜含有微量元素鉬和多酚類物質，能抑制體內致癌物的形成，而維生素 C、紅蘿蔔素及吲哚類物質具有很強的抗氧化能力，能清除體內產生的過氧化物，保護正常細胞不

防癌食療小配方：糖醋包心菜　｜　包心菜 300 克，白砂糖 20 克，醋 20 克，鹽 2 克，味精 6 克，色拉油 30 克。包心菜切成 3 厘米見方的菱形片，洗淨備用。炒鍋放在火上，下油加熱至五成油溫，下包心菜、鹽、白糖，快速翻炒至包心菜斷生後放味精、醋，炒散至勻，起鍋裝盤即可。具有健脾開胃、清熱解毒、防癌抗癌之功效。

被致癌物侵襲。從包心菜中提取到的蘿蔔硫素，能激活人體組織的一種活化酶，該酶能夠抑制癌細胞的生長繁殖，國外已在臨床研究上獲得進展，對治療乳腺癌和胃癌特別有效。

(6)紅蘿蔔：是一種質脆味美、營養豐富的家常蔬菜，素有"小人參"之稱。紅蘿蔔富含糖類、脂肪、揮發油、紅蘿蔔素、維生素 A、維生素 B1、維生素 B2、花青素、鈣、鐵等營養成分。中醫認為紅蘿蔔味甘，性平，有健脾和胃、補肝明目、清熱解毒、壯陽補腎、透疹、降氣止咳等功效。美國科學家研究證實：每天吃兩根紅蘿蔔，可使血中膽固醇降低 10%～ 20%；每天吃三根紅蘿蔔，有助於預防心臟疾病和腫瘤。

紅蘿蔔抗癌的奇妙功效在於，經過消化的紅蘿蔔可轉化為維生素 A，而維生素 A 不僅對眼睛和皮膚有保健功能，經研究發現，維生素 A 對胃癌、膀胱癌、結腸癌、乳腺癌等均有明顯抑制作用。而且，紅蘿蔔素還含有維生素 C 和木質素等多種成分，同樣具有抗癌功效。紅蘿蔔不僅在日本被視為蔬菜之王，美國人也認為它是蔬菜中的健康使者。美國科學家經過近 30 年的觀察

防癌食療小配方：拌紅蘿蔔絲

紅蘿蔔 500 克，香菜 50 克，辣椒油 20 克，醋 10 克，香油 10 克，鹽 5 克，白砂糖 10 克。紅蘿蔔去根葉洗淨，刮去表面粗皮，切成細絲，用鹽拌勻醃一下，再將鹽漬的紅蘿蔔用清水淘洗，擠去水分，放入碗中；香菜切末撒在蘿蔔絲上，再把辣椒油、鹽、醋、糖等調料一同倒入碗內拌勻即成。具有健脾和胃、解毒抗癌之功效。

後發現，經常吃含有紅蘿蔔素食物的人，得肺癌的機會將減少40%。

（7）黑木耳：是生長在朽木上的一種食用菌，因其顏色淡褐、形似人耳，而得名木耳。因其似蛾蝶玉立，又名木蛾；因它的味道有如雞肉鮮美，故亦名樹雞、木機（古南楚人謂雞為機）；重瓣的木耳在樹上互相鑲嵌，宛如片片浮雲，又有雲耳之稱。它口感細嫩，風味特殊，是一種營養豐富的著名食用菌，被營養學家譽為"素中之葷"和"素中之王"。每100克黑木耳中含鐵185毫克，它比綠葉蔬菜中含鐵量最高的菠菜高出20倍，比動物性食品中含鐵量最高的豬肝還高出約7倍，是各種葷素食品中含鐵量最多的。黑木耳還含有豐富的蛋白質、鈣、維生素、粗纖維，其中蛋白質含量和肉類相當，鈣是肉類的20倍，維生素B2是蔬菜的10倍以上，黑木耳還含有多種有益氨基酸和微量元素。

黑木耳不僅有營養作用，醫學研究證明：它能抗血凝、抗血栓、降血脂，降低血黏度，軟化血管，使血液流動順暢，減少心血管病發生。黑木耳含有豐富的植物膠原成分，它具有較強的吸附作用，對無意食下的難以消化的頭髮、穀殼、木渣、沙子、金屬屑等異物也具有溶解與氧化作用。常吃黑木耳能起到清理消化道、清胃滌腸的作用。

黑木耳還含有一種叫做"多糖體"的物質，這是一種天然的滋補劑，和黑木耳中豐富的纖維素共同作用，能夠促進胃腸蠕動、促進腸道脂肪食物的排泄、減少食物中脂肪的吸收，從而防止肥胖；同時，由於能促進胃腸蠕動，防止便秘，有利於體內大便中有毒物質的及時清除和排出，從而起到預防直腸癌及其他消化系統癌症的作用。所以，老年人特別是有習慣性便秘的老年人，堅持食用黑木耳，常食木耳粥，對預防多種老年疾病、抗癌、防癌，延緩衰老都有良好的效果。

防癌食療小配方：
黑木耳紅棗粥

黑木耳30克，紅棗20個，大米100克，冰糖150克，白糖適量。黑木耳水發後，洗淨，撕成小塊備用。紅棗沸水泡後，去核切丁，並加白糖漬20分鐘。木耳與大米一起熬煮成粥，調入棗丁，加上冰糖，再煮20分鐘即成。具有益氣養血之效，適合於癌症放化療後骨髓抑制者。

　　(8)大蒜：又稱葫蒜，有獨蒜、多瓣和紫皮、白皮的不同。以獨頭紫者為好。故方書又有獨頭蒜、獨蒜之名。藥性辛溫，能溫中健胃、消食理氣、解毒殺蟲。《隨息居飲食譜》載："生者辛熱，熟者甘溫，除寒濕，辟陰邪，下氣暖中，消穀化肉，破惡血，攻冷積"。

　　俗話説："大蒜是個寶，治病不可少"。美國國家癌症組織認為，全世界最具抗癌潛力的植物中，位居榜首的是大蒜。兩位日本科學家還用大蒜製得了一種癌症疫苗。該疫苗的成分中含有與鮮大蒜提取液接觸過的一些腫瘤細胞，他們將這種細胞注入小鼠，隨後再往小鼠體內注入成百萬的癌細胞，令人驚異地發現竟沒有一隻小鼠長癌，也就是説大蒜疫苗的效果達到了100%。阻抑惡性腫瘤的威力之大，令人難以想像。特別是大蒜對於消化道癌症(胃癌)的抑制作用顯著，堪稱其為胃癌"剋星"。大蒜還具有抑制和預防女性乳腺癌發生的作用，對預防子宮癌、前列腺癌、大腸癌等也有良好的功效。美國國家癌症研究所發表了其 1989 年與北京癌症研究機構共同對中國山東省進行的流行病學調查的結果，通過對 685 名胃癌患者和 1131 名沒有癌症的人士進行的比較發現，食用以大蒜為主的蔥屬蔬菜的人，其癌症發病率要比不吃的人低 40%。這是因為大蒜是一種亞硝胺阻斷劑，能抑制亞硝胺形成，長期吃大蒜或大蒜製品可大大降低胃癌的危險性。研究還發現大蒜中含有豐富的鍺和硒等元素，是預防癌症的重要成分。實驗發現，癌症發生率最低的人羣就是血液中含硒量最高的人羣。

防癌食療小配方：糖醋蒜　大蒜 500 克，白砂糖 100 克，醋 500 克。大蒜去除外皮，將根部也切掉，然後裝放瓶子中，放白糖，再將醋裝滿就好了，泡 30 天再吃。具有健脾開胃、化積利咽之功效，特別適合癌症患者食慾不振者。

防癌藥膳

1. **山楂菊花茶** 《實用抗癌藥膳》

   【材料】山楂 10 克，白菊花 9 克。

   【功效】防癌，抑癌。

   【製法】沸水沖泡代茶。

   【服法】當茶飲，日 1 次。

   【主治】防癌或用於癌症患者。

2. **八寶飯** 《藥膳食譜集錦》

   【材料】薏米、白扁豆、蓮子肉（去心）各 50 克，紅棗 20 個，核桃肉、龍眼肉各 50 克，糖青梅 25 克，糯米 500 克，白糖 100 克。

   【功效】健脾養胃，滋腎益陰。

   【製法】薏米、白扁豆、蓮子肉（去心）先以溫水泡發，放普通鋁鍋或高壓鍋內煮熟備用；紅棗洗淨，以水泡發，核桃肉炒熟，龍眼肉、糖青梅備用；糯米淘淨，放盆中加水蒸熟備用；取大碗一個內塗豬油，碗底擺好青梅、龍眼肉、棗、核桃仁、蓮子、白扁豆、薏米，最後放熟糯米飯，再上蒸鍋煮 20 分鐘，把八寶飯扣在大圓盤中，再將白糖水熬汁，澆在飯上即可。

   【服法】可當主食。

   【主治】防癌或腫瘤患者體弱食少。

3. **茯苓香菇飯** （《實用防癌保健及食療方》）

【材料】茯苓 10 克，大米 700 克，乾香菇 10 朵，油豆腐 3 塊，青豌豆約半碗，酒、醬油、鹽各適量。

【功效】補脾益氣，安神壯體，防癌。

【製法】共煮飯。

【服法】可當主食。

【主治】預防癌症或腫瘤患者偏氣虛者。

4. **薏米蓮子粥** （《疾病的食療與驗方》）

【材料】薏米 100 克，粳米 100 克，蓮子 20 ～ 30 克，冰糖或白糖少許。

【功效】健脾補肺，清熱利濕，補虛益損，抗病毒，防癌。

【製法】先將蓮子泡開剝皮去心與薏米、粳米同煮為粥，放入冰糖或白糖。

【服法】早晚食之。

【主治】癌症預防或各種腫瘤患者。

5. **人參雞粥** （《中華食物療法大全》）

【材料】高麗參（參鬚亦可）3 克，淮山藥 6 克，大米 50 克，雞 1 隻，雞肝 150 克。

【功效】滋補五臟，強壯身體，補益氣血。

【製法】雞肝以開水燙過後備用；將雞煮熟，雞肉撕成絲狀；人參切片，和米一同放入雞湯內煮粥，將熟時加入淮山藥片，粥成則加入切成薄片的雞肝和雞絲，並加鹽調味。

【服法】隨意食之。

【主治】預防癌症或腫瘤患者體質虛弱者。

【使效注意】有內熱者慎用。

6.　**山藥湯圓** (《實用防癌保健及食療方》)

【材料】山藥、芝麻粉各 50 克，白糖 100 克，糯米 500 克。

【功效】益腎補脾，潤腸生津。

【製法】將山藥磨成粉，放入蒸鍋內蒸熟，加白糖、芝麻粉調成餡備用。糯米水泡後，磨成湯圓米粉，分成若干小糰。將山藥餡與糯米粉小糰包成湯圓，煮熟即成。

【服法】可作主食，但一次不宜吃得太多。

【主治】體質虛弱，防癌。

【使用注意】濕盛者少食。

7.　**糖醋黃瓜圈** (《康療食譜》)

【材料】黃瓜500克，白糖、白醋各30克，麻油5克，生薑1塊。

【功效】防癌。

【製法】取碗 1 隻，放入白糖、醋，倒入開水 20 克左右，使糖溶化，生薑洗淨，去皮切成細絲，放入糖醋汁中。將黃瓜洗刷乾淨，切去兩端蒂子，然後切成 1 厘米厚的黃瓜圈，刮去瓤，洗淨，瀝水。將黃瓜圈放入事先調好的糖醋汁中浸泡半小時後，取出裝盤，倒上糖醋汁，淋上芝麻油即成。

【服法】每日早晚食之。

【主治】預防癌症。

8. **清宮健脾糕**（《中醫食療方全錄》）

【材料】百合、淮山藥、蓮肉、薏苡仁、芡實、白蒺藜各 500
克（軋細末），粳米粉、糯米各 3000 克，砂糖 500 克
（數量可按需要，成比例增減）。

【功效】健脾止瀉，增進食慾，益肺補腎，安神寧心。長年
服用有延年益壽之功。

【製法】將藥末與粳米、糯米粉、砂糖混合拌勻，淋入開
水，拌和，乾濕適當，以握能成糰，觸能散開為
宜，上蒸籠蒸熟，即可食用（粳、糯二米粉之比例，
可按個人口味調節，糖尿病患者可不加糖）。

【服法】分次服食。

【主治】預防癌症或腫瘤患者脾虛食少者。

9. **茯苓包子**（《儒門事親》）

【材料】山藥粉、茯苓粉各 100 克，麵粉 200 克，白糖 300
克，豬油、青絲、紅絲少許。

【功效】補脾和胃，寧心安神。

【製法】將山藥粉、茯苓粉各 100 克浸泡成糊，蒸半小時後，
調麵粉 200 克，白糖 300 克，豬油、青絲、紅絲少
許成餡。取發酵調鹼後的軟麵與餡料包成包子，蒸
熟即可。

【服法】可作主食。

【主治】預防癌症、消化系統腫瘤、癌症患者體質虛弱及白
　　　　細胞減少者。

10. **蓮子人參湯** （《李時珍述藥菜譜》）

【材料】白蓮 100 克，人參 20 克，冰糖 60 克，食用鹼 5 克。

【功效】大補元氣，補中養神。

【製法】鍋置火上加清水，放入乾白蓮煮三分鐘，加食用鹼
　　　　繼煮 30 分鐘，邊煮邊攪動，以摩擦蓮子外皮，蓮子
　　　　皮脫，倒在盆內用清水淋洗兩次，把鹼水去掉，以
　　　　免蓮子發紅澀口，再用手循環搓揉 4 ～ 5 次，揉 1
　　　　次淋水 1 次。這樣蓮子的外皮自動脫落，直到去掉。
　　　　鍋置小火上，待溫熱，放蓮子煮得水沸，煮至蓮子
　　　　心鬆動後，撈起濾乾水分。再用火柴粗的竹籤通過
　　　　蓮子心，放到沸水鍋內稍煮，起鍋濾水。白人參用
　　　　清水洗淨後，與去心白蓮一起，放在湯碗內，加開
　　　　水適量泡發，再加冰糖，上籠屜蒸燉 1 小時左右，
　　　　爛時出籠。

【服法】吃蓮喝湯，剩餘人參與蓮子連燉 3 次，最後一併吃
　　　　掉。

【主治】預防癌症或癌症患者體虛、消瘦、疲倦、自汗。

11. **人參大頭魚湯** （《實用抗癌藥膳》）

【材料】大頭魚 1 條，人參 2 克。

【功效】防癌，延年益壽。

【製法】取中等的大頭魚1條切成塊，敷上鹽後，開水速燙，隨即放在冷水中。人參2克切成薄片，以文火煎1小時左右，取清汁放入鍋中，將魚放入，用武火煮開即可。放在碗中後，可以加柚子片以增加風味。

【服法】食魚喝湯。

【主治】預防癌症。

12. 十全大補湯 (《中國藥膳學》)

【材料】黨參10克，炙黃芪10克，肉桂3克，熟地15克，炒白朮10克，炒川芎6克，當歸15克，酒白芍10克，茯苓10克，炙甘草6克，豬肉500克，豬肚50克，墨魚50克，生薑10克，雜骨及雞鴨爪、翅、豬皮適量。

【功效】補氣養血，健脾，防癌。

【製法】將以上藥物按方劑備齊後，用紗布袋鬆裝紮口，待用。將墨魚發透去淨骨膜、豬肚、雜骨、豬皮，分別洗淨，其中棒子骨打碎，生薑洗淨拍破，待用。把上面備好的藥物和食物同時放入鍋中，加清水適量，武火加熱至沸，撇淨浮沫，移文火上燉約2小時，將肉、墨魚、雞鴨爪翅撈起，晾涼切成合適的片、絲、塊分別盛開，視其分量多少，逐一裝入碗中，在注入藥湯即成。

【服法】飲湯吃肉，每日 2 次。全部服完後，隔 5 日再服。

【主治】癌症保健預防及腫瘤患者手術後或放、化療後，氣血虧虛者。

13. **清蒸蒜頭甲魚**（《疾病的食療與驗方》）

【材料】甲魚兩隻（計 500 克左右），獨頭蒜或紫皮蒜 100 克，生薑、黃酒、鹽各少許。

【功效】滋養肝腎，破瘀消食，利水解毒。

【製法】甲魚活殺去包膜洗淨留蛋、肝。將蒜頭剝皮放入甲魚腹內，加黃酒 2 匙，薑 4 片，鹽少許但宜淡，放入瓷盆內，隔水旺火蒸 30 ～ 40 分鐘即可。

【服法】喝湯吃肉。每天 2 次，飯前吃，每次 1 隻。

【主治】常食，對肝硬化患者可預防肝癌的發生。

14. **甲魚女貞枸杞湯**（《大眾藥膳 500 例》）

【材料】甲魚 1 隻，女貞子 30 克，枸杞子 30 克，山茱萸 30 克，蔥、薑、味精、精鹽各適量。

【功效】滋補肝腎，抗癌。

【製法】將甲魚宰殺，去頭及內臟，洗淨後放入沙鍋內。將枸杞子、山茱萸、女貞子洗淨，裝入紗布袋內，紮緊口成藥袋；蔥切段；薑切片。在沙鍋內加適量清水，放入藥袋，薑片、蔥段、精鹽，用武火燒開後，改用文火煮至甲魚熟爛，揀出藥袋、蔥段、薑片，調入味精，即可。

【服法】食甲魚喝湯。

【主治】防癌或用於肝癌、膀胱癌的輔助治療。

15. 黃芪猴頭湯 (《中國藥膳學》)

【材料】猴頭菌 150 克，黃芪 30 克，雞肉 250 克，生薑 15 克，蔥白 20 克，食鹽 5 克，胡椒麵、紹酒各適量，小白菜心 100 克，清湯 750 克。

【功效】補氣養血，補腦強身。

【製法】猴頭菌沖洗後放入盆內用溫水發漲，約 30 分鐘，撈出。削去底部的木質部分，再洗淨，切成約 2 毫米厚的大片，發猴頭菌的水用紗布過濾待用。雞肉洗淨後剁成約 3 厘米長、1.5 厘米寬的條方塊。黃芪用濕毛巾擦淨後切成馬耳形薄片。生薑、蔥白切成細節，小白菜心用清水洗淨待用。鍋燒熱後下入豬油，投入黃芪、薑、蔥、雞共炒煸後，放入食鹽、紹酒，發猴頭菌的水和少量清湯，用武火燒沸後再用文火燒 1 小時左右，然後下猴頭菌片再煮半小時，即可入胡椒麵合勻。先撈雞塊放碗底，再撈猴頭菌片蓋在上面。湯中下入小白菜心，略煮片刻舀入碗內即成。

【服法】佐餐服食。

【主治】防癌或腫瘤患者體質虛弱者。

16. 石首魚烏梅湯 《大眾藥膳 500 例》

【材料】石首魚（大黃魚）30 克，烏梅 6 克，植物油、精鹽各少許。

【功效】健脾益胃，生精醒神，防癌抗癌。

【製法】將石首魚收拾好，洗淨，切碎；烏梅洗淨。將鍋置火上，加入適量清水，放入石首魚、烏梅，慢火煮至魚熟湯濃時，再加入油、精鹽，即可食用。

【服法】喝湯，吃魚肉。

【主治】預防癌症或用於胃癌、食管癌、大腸癌等。

17. 杏仁蒸雞 《大眾藥膳 500 例》

【材料】母雞 1 隻（約重 1300 克），甜杏仁 45 克，料酒 15 克，精鹽 3 克，白糖 10 克，胡椒粉 1 克，蔥段 15 克，薑片 5 克，雞清湯適量。

【功效】補虛損，益氣潤肺，平喘，潤腸，防癌。

【製法】將雞宰殺，去毛，去內臟，洗淨；蔥切段；薑切片；杏仁用開水稍泡，剝去皮。把雞、杏仁放入大湯盆中，加入雞清湯、蔥段、薑片、料酒、精鹽、白糖、胡椒粉，上籠蒸 2 個小時，蒸至雞熟爛後取出湯盆，揀去蔥、薑，撇去浮油，調好口味，即成杏仁蒸雞。

【服法】佐餐服食。

【主治】預防癌症或用於癌症的輔助治療。

抗癌藥膳

1. **人參粳米粥** (《巧吃治百病》)

   【材料】人參末3克(或黨參末15克)，冰糖少量，粳米60克。

   【功效】益元氣，補五臟，生津液，止泄瀉，抗衰老。

   【製法】三味同入沙鍋內煮粥。

   【服法】空腹隨量食之。

   【主治】晚期惡性腫瘤，惡病質。

   【使用注意】陰虛陽亢，火鬱內熱諸證忌用。

2. **三七粥** (《實效抗癌藥膳》)

   【材料】三七粉3克，黑芝麻50克，糙米50克，紅糖10克。

   【功效】調理消瘀，扶正抗癌。

   【製法】煮成稠粥。

   【服法】每日食1～2次。若無不適反應，可長期食用。

   【主治】癌症。

3. **燒蒜瓣魚** (《延年益壽方》)

   【材料】鱈魚2條（每條約100克），蒜瓣20個左右，草紙4
   　　　　張。

   【功效】抗癌。

   【製法】鮮鱈魚洗淨去下水，裝入去皮的蒜瓣滿腔，用草紙
   　　　　包兩三層，方在木碳火（文火）上燒烤（最好是農村
   　　　　中的秸稈火），至魚全熟時去紙即成。

【服法】每次吃兩條魚，日服 1 ～ 2 次，如無鱈魚，用鯽魚
　　　　或鯉魚也可。

【主治】癌症。

4. **翡翠猴頭菇**（《中醫食療方全錄》）

【材料】青菜心（或油菜梗）16 棵，水發猴頭菇片 75 克，雞
　　　　蛋（清）3 個量，料酒、醬油、鹽、糖、味精、乾生
　　　　粉、水生粉、清湯、花生油、芝麻油。

【功效】補中益氣，解毒抗癌，清熱化痰。

【製法】菜心削成鸚鵡嘴狀、洗淨，猴頭菇片，加鹽、味
　　　　精、蛋清、乾生粉拌勻上好漿。起小油鍋燒熱，下
　　　　菜心煸透，加鹽、味精、清湯、加蓋燒片刻，將菜
　　　　心起鍋，整齊地（根部朝外，葉朝盆中）排在圓盤
　　　　中。取乾淨炒鍋放火上燒熱，用油滑鍋後加花生油
　　　　500 克左右，到油溫四、五成熟時，下猴頭菇划散後
　　　　倒進漏勺瀝油，鍋中下料酒、醬油、糖、味精、清
　　　　湯燒開下猴頭菇片後，即用水生粉着黃翻勻，淋上
　　　　芝麻油，起鍋裝在排好的菜心中間。

【服法】佐餐食用。

【主治】虛癆、癌症。

5. **猴頭菇蛇舌草湯**（《大眾藥膳 500 例》）

【材料】乾猴頭菇 50 克，藤梨根 50 克，白花蛇舌草 50 克。

【功效】防癌抗癌。

【製法】將猴頭菇用熱水煮沸 30 分鐘，剪去根部，用清水反
　　　　覆洗滌，再用溫水泡發至軟；藤梨根、白花蛇舌草
　　　　用清水洗淨。將乾猴頭菇、藤梨根、白花蛇舌草一
　　　　同放入鍋中，加清水適量，煎煮20分鐘，即可飲湯。

【服法】飲湯，日 1 ～ 2 次。

【主治】癌症患者經常服用。

6.　**苡仁海帶蛋湯** (《實用抗癌藥膳》)

【材料】海帶 30 克，苡仁 30 克，雞蛋 3 個。

【功效】解毒，活血，軟堅。

【製法】將海帶洗淨，切成條狀，苡仁洗淨，加水，共放入
　　　　高壓鍋內燉至極爛，連湯備用。鍋置旺火上，放入
　　　　豬油適量，將打勻的雞蛋炒熟，隨即將海帶薏苡仁
　　　　連湯倒入，加適量鹽、胡椒粉，出鍋加味精，即可
　　　　上桌。

【服法】常食。

【主治】癌症。

7.　**土茯苓粥** (《實用抗癌藥膳》)

【材料】土茯苓適量。

【功效】解毒，袪濕。

【製法】土茯苓切片，或為末，水煎煮。或將土茯苓片（或
　　　　末）加入粳米中同煮成粥。

【服法】隨意食之，以多食為妙。

【主治】甲狀腺癌，惡性淋巴肉瘤。

【使用注意】製作忌用鐵器，服用期間忌食發物。

8. **蠣肉帶絲湯** (《食療本草學》)

【材料】蠣肉 250 克，海帶 50 克。

【功效】滋陰補虛，軟堅散結，抑癌。

【製法】海帶用水發漲，洗淨，切細絲，放水中煮至熟軟
　　　　後，再放入牡蠣肉同煮沸，以食鹽、豬脂調味。

【服法】佐餐。

【主治】頸淋巴腫瘤，甲狀腺腫瘤。

9. **二仁燉瘦豬肉** (《疾病的食療與驗方》)

【材料】白果 15 克，甜杏仁 9 克，玉竹 15 克，麥冬 9 克，
　　　　沙參 15 克，瘦豬肉 60 克。

【功效】養陰清肺，解毒。

【製法】將玉竹、麥冬、沙參煎湯，去滓，入白果（去心）、
　　　　甜杏仁、瘦豬肉燉熟，加入調料。

【服法】飲湯吃肉，2 ～ 3 天 1 劑。常食。

【主治】鼻咽癌。

10. **川貝燉瘦豬肉** (《疾病的食療與驗方》)

【材料】川貝母 9 克，天花粉 15 克，紫草根 30 克，瘦豬肉
　　　　60 克。

【功效】養陰化痰，涼血活血，清熱解毒。

【製法】前 3 味藥煎湯去渣後加瘦豬肉燉熟，食鹽調味即成。

【服法】溫服。1 ～ 2 天 1 劑。連服 20 ～ 30 天。

【主治】鼻咽癌。

11. **鱉甲薏米粥** 《疾病的食療與驗方》

【材料】鱉甲 15 克，薏米 30 克，佛手 9 克，核桃樹枝 30 克，蜂蜜適量。

【功效】疏肝散瘀，化痰軟堅。

【製法】將藥加水 5 碗，煮至 3 碗，去渣，加薏米煮粥。

【服法】入蜂蜜調食。每天或隔天 1 劑，連服 20 ～ 30 劑。

【主治】肝鬱痰鬱型鼻咽癌。

12. **桑菊枸杞飲** 《實用防癌保健及食療方》

【材料】桑葉、菊花、枸杞子各 9 克，決明子 6 克。

【功效】清肝，瀉火，明目。

【製法】水煎。

【服法】代茶飲。

【主治】鼻咽癌。

13. **石上柏瘦肉紅棗湯** 《實用防癌保健及食療方》

【材料】石上柏 60 ～ 120 克，瘦豬肉 30 ～ 60 克，紅棗數枚。

【功效】清熱解毒，活血消腫。

【製法】用清水 8 ～ 9 碗，煎 6 小時剩 1 碗。

【服法】每日 1 劑，連服數月。

【主治】鼻咽癌。

14. 人參燕窩百合湯 （《醫醫偶錄》）

【材料】人參 3 克（如無，以洋參、沙參 6 ～ 9 克代之），燕窩 9 克，百合 15 克。

【功效】潤肺清金。

【製法】上合一處，燉爛。

【服法】隨意食之。

【主治】肺癌。

15. 無花果湯 （《實用抗癌藥膳》）

【材料】鮮無花果 1 ～ 2 個，蜜棗 2 個。

【功效】消痰火，潤肺燥。

【製法】隔水燉爛。

【服法】每天吃 1 ～ 2 次。

【主治】肺癌。

16. 太子雞 （《實用防癌保健及食療方》）

【材料】太子參 15 克，雞（鴨、豬）肉適量。

【功效】補肺，益氣，生津。

【製法】太子參與肉共燉。

【服法】飲湯食肉。

【主治】肺癌。

17. 仙鶴棗粥 (《實用防癌保健及食療方》)

【材料】仙鶴草 30 克,紅棗 20 枚,糯米適量。

【功效】消腫解毒,收斂止血。

【製法】共煮成粥。

【服法】每日早、晚服用。

【主治】肺癌咳血不止。

18. 鶴棗飲 (《實用抗癌藥膳》)

【材料】仙鶴草 15 克,紅棗 5 枚。

【功效】抗癌,止汗。

【製法】煎湯代茶飲。

【服法】代茶飲用,一般 10 餘劑後可熱退汗止,食納有味,
　　　　可增大劑量。

【主治】肺癌盜汗。

19. 蕺菜小豆粥 (《實用抗癌藥膳》)

【材料】蕺菜 (魚腥草)20 ～ 30 克,赤小豆適量,冰糖適量。

【功效】抗癌。

【製法】蕺菜水煎 15 分鐘,傾出湯液,在湯液中放入赤小豆
　　　　60 克,稍加水煮至豆爛。

【服法】每日 1 劑,加冰拌食。

【主治】肺癌及癌性胸、腹水。

20. 石上柏瘦肉湯 (《實用防癌保健及食療方》)

【材料】石上柏 60 ～ 120 克，瘦豬肉適量。

【功效】清熱解毒，活血消腫。

【製法】加水合煎。

【服法】每日 1 劑，分數次服用。

【主治】肺癌。

21. 百合豬肺湯 (《實用抗癌藥膳》)

【材料】百合 30 克，人參 5 克，豬肺 250 克。

【功效】益氣養陰。

【製法】上味燉熟後以少許食鹽調味。

【服法】飲湯吃參、百合及豬肺。

【主治】中晚期肺癌。

22. 丁香梨 (《中國藥膳學》)

【材料】大雪梨 1 個，丁香 15 粒，冰糖 20 克。

【功效】理氣化痰，益胃，降逆止嘔。

【製法】將梨洗淨削去表皮，再洗乾淨。用牙籤均勻地在梨上戳 15 個小孔；將丁香入梨內，再把梨子裝在盅內，盅口用紙封嚴，放入蒸籠內，開鍋後蒸約 30 分鐘即可。在鍋內將冰糖加水少許溶化，熬成糖汁待用，取出梨盅後，揭去紙，將梨倒在盤內，摳去丁香，澆上冰糖即可。

【服法】食梨。

【主治】食管癌、胃癌。

23. 菱苡訶子粥 《實用防癌保健及食療方》

【材料】菱角米、苡仁米、訶子各 10 克，米適量。

【功效】益胃，止嘔。

【製法】上三味藥烘乾研粉。

【服法】1 日 2 次分服，用米湯調服。

【主治】食管癌、胃癌。

24. 菱實紫藤湯 《食療本草學》

【材料】菱實 10 克，紫藤瘤 10 克，訶子 10 克，薏苡仁 10 克。

【功效】抗腫瘤。

【製法】加水煎。

【服法】飲服。

【主治】食管癌，胃癌。

25. 八仙膏 《萬病回春》

【材料】生藕汁、生薑汁、梨汁、蘿蔔汁、甘蔗汁、白果汁、竹瀝、蜂蜜各 150 毫升。

【功效】生津養液，清熱化痰。

【製法】以上同盛一處，飯甑蒸熟。

【服法】任意食之。

【主治】食管癌。

26. **海帶猴頭藥湯** (《疾病的食療與驗方》)

【材料】熟地 15 克，當歸 12 克，桃仁 9 克，紅花 6 克，海
帶 20 克，猴頭菌 30 克，調料適量。

【功效】滋陰養血，散結行瘀。

【製法】前四味煎湯去渣，入海帶、猴頭菌煮熟，加調料服
食。

【服法】每天 1 劑。連服 20 ～ 30 天。

【主治】食管癌。

27. **大蒜鯽魚** (《實用防癌保健及食療方》)

【材料】大活鯽魚 1 尾，大蒜適量。

【功效】解毒消腫，補虛。

【製法】將活鯽魚去腸留鱗，大蒜切細，填入魚腹，紙包泥
封，曬乾，碳火燒存性，研成細末。

【服法】每服 3 克，米湯送下，日服 2 ～ 3 次。

【主治】食管癌。

28. **黃藥肉絲湯** (《實用抗癌藥膳》)

【材料】黃藥子 15 克，肉絲 200 克，竹筍絲 300 克，乾蝦米
15 克。

【功效】解毒涼血。

【製法】黃藥子加多量水，煎成湯液，濾除黃藥子，取湯液備
用。在油鍋內先炒用醬油醃過而加少許澱粉的肉絲
200 克，然後加入竹筍，筍絲 300 克，乾蝦米 15 克，

炒至 5 分熟，倒入藥液，再放入 250 毫升水煮熟。在
鍋內放把蔥屑或芹菜，加入適量鹽和味精即成。

【服法】佐餐服食。

【主治】胃癌。

29. **烏梅粥** 《實用防癌保健及食療方》

【材料】烏梅 15 ～ 20 克，粳米 100 克，冰糖適量。

【功效】收澀止血，斂肺止咳，澀腸止泄。

【製法】先將烏梅煎取濃汁去渣，入粳米煮粥，粥熟後加冰
糖少許，稍煮即可。

【服法】空腹頓食。

【主治】胃癌出血，久瀉。

30. **白朮餅** 《實用防癌保健與食療方》

【材料】生白朮、大棗各 250 克，白麵粉 500 克。

【功效】健脾利胃，燥濕利水。

【製法】將白朮研細末，焙熟，大棗煮熟去核，與麵粉混合
作餅。

【服法】作點心食用。

【主治】胃癌便溏症狀明顯者。

31. **柴胡薏米粥** 《疾病的食療與驗方》

【材料】柴胡 9 克，白芍 9 克，木瓜 12 克，白朮 18 克，薏
米 30 克，調料適量。

【功效】疏肝和胃。

【製法】前四味煎湯，去渣後加薏米、調料煮粥食。

【服法】每天 1 劑。連服 20 ～ 30 劑。

【主治】胃癌。

32. **菱角粥** （《實用抗癌藥膳》）

【材料】菱粉 30 ～ 50 克，粳米 100 克。

【功效】益腸胃，解內熱，抗癌。

【製法】先用粳米煮粥，待米煮至半熟後，調入菱粉 30 ～ 50 克，紅糖少許，同煮為粥。

【服法】每日早晨服用。可長期服用。

【主治】胃癌、食管癌、直腸癌、膀胱癌。

33. **麥門冬粥** （《遵生八箋》）

【材料】生麥門冬、生地黃各適量，白米 200 克，薏苡仁 100 克，生薑汁 5 ～ 10 毫升。

【功效】補脾和胃，養陰潤燥。

【製法】將生麥門冬、生地黃分別洗淨絞汁。取生麥門冬汁 100 毫升，生地黃汁 200 毫升備用。將白米、苡仁加水煮熟後，下三味汁，煮成稀粥。

【服法】當飯吃。

【主治】胃癌嘔逆。

34. 黃魚炒筍絲 《《疾病的食療與驗方》》

【材料】黃魚肉塊適量，竹筍絲少許，醬油適量。

【功效】健脾強身。

【製法】黃魚肉小塊，入醬油浸 1 小時，瀝乾，入鍋炒至兩面黃；竹筍絲炒熟，趁熱拌入黃魚肉內即可。

【服法】佐餐。

【主治】消化道腫瘤伴腸胃功能不好者。

35. 藤梨根雞蛋 《《實用防癌保健及食療方》》

【材料】藤梨根 50 克，雞蛋 2 個。

【功效】解毒清熱，活血養血。

【製法】將藤梨根濃煎取汁，放火上煎沸，打入雞蛋，煮成糖心蛋。

【服法】當點心吃。可長期服用。

【主治】胃腸道腫瘤。

36. 薏苡菱角半枝蓮湯 《《食療本草學》》

【材料】薏苡仁 30 克，菱角 30 克，半枝蓮 30 克。

【功效】抑制腫瘤生長。

【製法】加水煎湯。

【服法】1 日分 2 次服。長期服用。

【主治】胃癌、肝癌、大腸癌等。

37. **葵心首烏大棗湯**（《疾病的食療與驗方》）

【材料】大棗 10 枚，首烏 15 克，向日葵稈白芯。

【功效】補氣養血。

【製法】向日葵稈白芯 5 ～ 6 克，共水煎。

【服法】喝湯食棗。每天 1 劑，20 ～ 30 天為 1 個療程。

【主治】胃癌氣血雙虧型。

38. **槐花飲**（《實用防癌保健及食療方》）

【材料】陳槐花 10 克，粳米 30 克，紅糖適量。

【功效】涼血止血。

【製法】先煮米取米湯，將槐花末調入米湯中。

【服法】每日放入紅糖適量調服。

【主治】胃癌便血者。

39. **甘草杭芍湯**（《實用防癌保健及食療方》）

【材料】甘草 20 克，杭芍 30 克。

【功效】清熱解毒，緩急止痛。

【製法】水煎服。

【服法】每日 1 ～ 2 次。

【主治】胃癌疼痛者。

40. **裏脊桃汁**（《實用抗癌藥膳》）

【材料】裏脊肉 150 克，獼猴桃汁 75 克，麻油 500 克，白糖 50 克，水澱粉 20 克。

【功效】抗癌。

【製法】裏脊肉切半分厚的柳葉片，先用適量鹽、胡椒粉和料酒醃一下，再用雞蛋、濕澱粉調糊待用。麻油 500 克燒至六成熱，將掛糊肉片炸至外焦裏嫩，出鍋盛盤。另倒入油 50 克，放白糖 50 克，獼猴桃汁 75 克；汁開糖化時，淋入水澱粉 20 克，熬至濃稠加入明油，離火澆於盤中肉上即成。

【服法】少量多次服用。

【主治】胃癌、肝癌、大腸癌等消化系統腫瘤。

41. 白茯苓粥 《仁齋直指方》

【材料】白茯苓粉 15 克，粳米 100 克，鹽、味精、胡椒粉適量。

【功效】健脾利濕，抗癌。

【製法】粳米洗淨，加茯苓粉，共入鍋中，加水適量，大火熬至米爛，加鹽、味精、胡椒粉即成。

【服法】每日早晚各 1 次溫服。

【主治】肝癌、胃癌。

42. 山藥扁豆粥 《天然保健食品與療法》

【材料】山藥、扁豆、白米各適量。

【功效】健脾化濕，抗癌。

【製法】將山藥洗淨，去皮切片。扁豆煮半熟，加白米、山藥同煮成粥。

【服法】每日空腹服用。

【主治】肝癌。

43. 大蒜陳皮粥 (《實用抗癌藥膳》)

【材料】大蒜汁半匙，炒陳皮末半匙，冰糖 1 匙，粳米 100 克。

【功效】健脾抗癌。

【製法】粳米洗淨，入鍋煮熟，拌入大蒜汁、炒陳皮末、冰糖即成。

【服法】每日 1 次溫服。

【主治】肝癌、胃癌。

44. 薏米蘿蔔飲 (《抗癌益壽食物與食療妙方》)

【材料】薏苡仁 50 克，白蘿蔔汁 500 毫升。

【功效】健脾利水，抗癌。

【製法】將薏苡仁洗淨，與白蘿蔔汁共入碗中，上蒸籠蒸 1 小時即成。

【服法】每日早晚分食盡，連服 10 日。

【主治】肝癌及癌性腹水患者。

45. 菱薏藤湯 (《實用防癌保健及食療方》)

【材料】菱角 10 個，薏苡仁 12 克，鮮紫藤條 12 克。

【功效】健脾抗癌。

【製法】紫藤條切片，合前二味一起水煎。

【服法】飲服，1 日 3 次。

【主治】腸癌和肛門癌。

46. 鹿角薜蘼散 （《實用防癌保健及食療方》）

【材料】鹿角尖 100 克，薜蘼果 100 克，黃砂糖適量，陳醋適量。

【功效】補腎固精，活血通絡。

【製法】上兩味共研末。

【服法】每日 10 克，陳醋送下。

【主治】乳腺癌，偏陽虛者。

47. 天冬茶 （《食物防癌指南》）

【材料】天門冬 8 克，綠茶 1 克。

【功效】抗癌。

【製法】將天門冬剪成碎片，與茶共置杯中，用沸水浸泡 5 分鐘即可。

【服法】每日代茶飲。

【主治】乳腺癌早期，白血病。

48. 紫草綠豆湯 （《中華藥膳防治癌症》）

【材料】紫草 15 克，綠豆 30 克，白糖少許，清水適量。

【功效】解毒涼血，活血透疹。

【製法】將紫草加水煎湯，煮沸 10 分鐘濾去頭汁，再加水煎沸 15 分鐘，濾取二汁。將頭汁、二汁混合，放入綠豆同煎煮，待綠豆熟爛時，加白糖少許調味。

【服法】飲湯吃綠豆，湯分 2 次飲用，每日 1 劑。

【主治】乳腺癌。

49. 川芎黃芪粥 《實用抗癌藥膳》

【材料】川芎 6 克，黃芪 15 克，糯米 50 ～ 100 克。

【功效】補脾益氣，行氣活血。

【製法】川芎、黃芪先煎取汁，下糯米煮粥。

【服法】溫服。

【主治】白血病，鼻咽癌，肝癌。

50. 歸芪羊肉羹 《食療‧藥膳》

【材料】羊肉 500 克，黃芪、黨參、當歸、生薑各 25 克。

【功效】益氣補血。

【製法】羊肉切成小塊，將歸、芪、參用線紮好，共放沙鍋
　　　　中，加水適量，小火煨至羊肉將爛時，放入薑片及
　　　　少許食鹽，待羊肉熟爛時，即可食用。

【服法】分頓適量喝湯為主，也可食肉。

【主治】白血病。

51. 核桃枝雞蛋 《實用防癌保健及食療方》

【材料】鮮核桃樹枝 1 尺，雞蛋 3 個。

【功效】清熱解毒，抗癌。

【製法】加水同煮，雞蛋煮熟後敲破殼再煮 4 小時。

【服法】每日吃蛋 1 個，日服 3 次，連服湯。

【主治】子宮癌。

52. **豬肉魚肚糯米粥** 《食療‧藥膳》

【材料】瘦豬肉 100 克，魚肚 50 克，糯米 100 克。

【功效】補中益氣，養血滋陰，補虛益精。

【製法】將豬肉切成細絲，魚肚浸泡 1 天後切成細絲，將上
　　　　物與糯米一起放入鍋內，煮成粥，用鹽調味。

【服法】每日早晚服食。

【主治】子宮頸癌、卵巢癌等女性生殖系統癌腫。

53. **土茯苓茶** 《實用抗癌藥膳》

【材料】土茯苓 15 克，茶樹根 15 克，白糖適量。

【功效】解毒，除濕。

【製法】土茯苓、茶樹根水煎，加入白糖。

【服法】代茶飲。

【主治】膀胱癌。

54. **石韋茶** 《食物防癌指南》

【材料】石韋 6 克，綠茶 1 克。

【功效】清熱解毒，利尿。

【製法】將石韋洗淨加水煮沸，泡入茶葉，加蓋泡 3 分鐘。

【服法】每日隨意代茶飲。

【主治】膀胱癌。

55. 木瓜仙桃湯 (《乾坤一草醫》)

【材料】木瓜 6 克，獼猴桃 30 克，四季豆 10 克。

【功效】清熱解毒，除濕。

【製法】上述三味洗淨，加水適量，煮至爛熟。

【服法】每日 1 劑，連湯服用。

【主治】腎癌。

56. 土茯苓豬肉湯 (《實用抗癌藥膳》)

【材料】土茯苓 500 克，豬肉適量。

【功效】解毒，除濕，補虛。

【製法】土茯苓去皮，和豬肉煮湯，燉至肉爛。

【服法】一日之內分數次連渣服完。

【主治】骨癌疼痛。

輔助藥膳

1. **八寶雞湯** 《大眾藥膳》

   【材料】潞黨參 30 克，茯苓、白朮各 10 克，炙甘草 6 克，熟地、白芍各 10 克，當歸 12 克，川芎 6 克，母雞 1 隻（2500 克），豬肉、豬雜骨各 75 克，蔥白 20 克，生薑 15 克，料酒 30 克，味精 3 克，食鹽 5 克。

   【功效】調補氣血，壯體強身。

   【製法】將中藥裝入潔淨之紗布袋內；母雞宰殺後，去毛及內臟，洗淨，將豬肉洗淨，豬雜骨錘破，三者同入鍋內，加水燒開，加入蔥、薑、酒，文火煨至爛熟，撈出藥袋不用，撈出雞肉、豬肉，切好後再入鍋內，加少許食鹽，味精即可。

   【服法】早，晚空腹吃一碗。吃完一料後，休息數日再服。

   【主治】晚期腫瘤患者手術後或放、化療後，氣血虧虛者。

2. **氣血滋補湯** 《大眾藥膳 500 例》

   【材料】烏骨雞肉 500 克，淨鴨肉 500 克，雞血藤 30 克，仙鶴草 25 克，狗脊 20 克，夜交藤 20 克，菟絲子 15 克，女貞子 15 克，旱蓮草 15 克，桑寄生 15 克，合歡皮 10 克，白朮 10 克，熟地 10 克，生地 10 克，川斷 10 克，人參 6 克，蔥、薑、花椒、紹酒、精鹽、味精、胡椒粉、鮮湯各適量。

   【功效】氣血雙補、強筋壯骨、養心安神。

【製法】先將 14 味中藥用沙鍋煎取濃汁，濾去藥渣備用；
雞、鴨肉放入沸水鍋內灼後，切塊備用。將沙鍋置
於火上，鍋內下入烏骨雞肉骨，加入鮮湯燒開，放
入雞、鴨肉塊，加入蔥、薑、花椒、紹酒，燒開後
再加入中藥煎汁，改用小火燉至雞、鴨肉爛，揀出
蔥、薑、花椒、雞骨，加精鹽、味精、胡椒粉調好
味，即成。

【服法】食肉喝湯。

【主治】癌症患者手術後或放、化療後，氣血虧虛者。

3. **三妙湯** (《壽親養老新書》)

【材料】鮮生地 1000 克，鮮枸杞 1000 克，蜂蜜 300 克。

【功效】益氣，養血，滋肝。

【製法】將鮮生地、鮮枸杞壓取汁，將藥汁放入銀器（瓷器亦
可）中，再加入蜜同煎，如稀飴糖狀即成。

【服法】每晨、晚空腹，用黃酒或白湯調服 1 大匙。

【主治】腫瘤放、化療引起的貧血。

4. **淮杞燉雞肉** (《四季補品精品》)

【材料】雞半隻，生薑 15 克，淮山藥 30 克，枸杞子 15 克，
鹽適量。

【功效】補血益氣。

【製法】雞肉洗淨，切塊。薑切成片加入水中煮沸後，將切
好的雞塊倒入燙一下，馬上取出，以祛除腥味。雞

塊置入燉鍋中,加入淮山藥、枸杞子及開水,加蓋,小火燉 1 小時即可。

【服法】佐餐服食。

【主治】癌症患者手術後或放、化療後體弱者。

5. **天然牡蠣湯** (《實用抗癌藥膳》)

【材料】鮮牡蠣肉 60 克,紫菜絲、薑絲、鹽各適量。

【功效】滋陰清熱。

【製法】牡蠣肉、紫菜絲、薑絲清煮 (稍加鹽亦可)。

【服法】飲其湯,啖其肉。

【主治】癌症放、化療後陰虛內熱者。

6. **無花果排骨湯** (《實用抗癌藥膳》)

【材料】無花果2個,排骨肉500克,枸杞子20克,陳皮10克。

【功效】滋潤喉嚨,降火解毒,疏暢情志。

【製法】無花果洗淨切成小塊,與用熱開水燙過的排骨肉、枸杞子、陳皮一起放入鍋中,注入水適量,用大火煮 20 分鐘至沸,再調至中火,續煮 1 小時,待無花果煮爛,肉也煮軟,即用鹽調味,盛在碗中。

【服法】飲湯吃肉。

【主治】腫瘤患者心情鬱悶,緊張,甚至精神崩潰。

7. **鯊魚歸芪湯** (《實用抗癌藥膳》)

【材料】鯊魚 1000 克,當歸 30 克,黃芪 15 克。

【功效】補血益氣，防癌。

【製法】以上三味共煮湯，熟後去藥即成。

【服法】食肉飲湯。

【主治】癌腫患者血虛所致面色萎黃，肌肉消瘦等症。

8. **蛤肉百合玉竹湯** (《疾病的食療與驗方》)

【材料】蛤蜊肉 50 克，百合 30 克，玉竹 20 克。

【功效】滋陰液，潤臟腑。

【製法】共煮湯。

【服法】食肉飲湯。

【主治】癌症放、化療後陰虛津傷者。

9. **黃芪燉母雞** (《實用中醫營養學》)

【材料】生黃芪 120 克，母雞 1 隻，佐料適量。

【功效】補氣養血益精髓。

【製法】先將母雞去毛及肚腸，洗淨，再將黃芪放入母雞肚內縫合，置鍋內加水及薑、蔥、大料、鹽等佐料燉煮。

【服法】可做正餐食之，多飲湯。

【主治】癌症患者手術後氣血虧虛者。

10. **黃豆山楂粥** (《粥》)

【材料】黃豆 10 克，粳米 100 克，山楂 60 克，白糖 50 克。

【功效】開脾胃，助消化。

【製法】黃豆用水浸泡過夜備用，山楂洗淨，去核備用。將
　　　　粳米洗淨，與泡好的黃豆和山楂一同放入鍋內，加
　　　　入適量清水，置武火上煮，水沸後加白糖，改文火
　　　　繼續煮至米開花，豆爛，湯稠即成。

【服法】空腹服之。

【主治】晚期腫瘤或癌症放、化療後食慾不佳者。

11. **蜜餞山楂** (《實用抗癌藥膳》)

【材料】生山楂 500 克，蜂蜜 250 克。

【功效】開脾胃，助消化。

【製法】生山楂洗淨，去核，加水煮成爛熟，水將耗乾時調
　　　　入蜂蜜 250 克，再以小火煎煮，收汁，待冷，放瓶
　　　　罐中儲存備用。

【服法】隨意服之。

【主治】晚期腫瘤或癌症放、化療後食慾不佳、消化不良者。

12. **甘蔗萊菔湯** (《實用抗癌藥膳》)

【材料】甘蔗 120 克，鮮蘿蔔 120 克。

【功效】理氣消食，抗癌。

【製法】甘蔗、鮮蘿蔔切碎，加水煮至蘿蔔爛熟，去渣取汁。

【服法】隨意服用。

【主治】腫瘤患者或癌症放、化療後消化不良者。

13. **獼猴桃羹** (《實用抗癌藥膳》)

【材料】獼猴桃、蘋果、香蕉、菠蘿各適量。

【功效】清熱解毒，抗癌。

【製法】獼猴桃果實洗淨，包入紗布內擠汁，然後加入糖和水，同入鋁鍋燒開，再放入一定量的去皮蘋果、香蕉、菠蘿丁，倒入鍋中汁內，待再燒開時，即用水澱粉勾芡，出鍋裝盤，再加入已蒸熟的銀耳少許。

【服法】隨意服用。

【主治】癌症伴低熱者或放、化療的患者。

14. **鵝血山藥湯** (《實用抗癌藥膳》)

【材料】鵝血 100 毫升，鵝肉 50 克，山藥 30 克，沙參 15 克，玉竹 15 克。

【功效】健脾益氣，解毒抗癌。

【製法】將上述一同煮沸至肉熟，過濾。

【服法】飲湯液，每 2 日 1 次。

【主治】癌症放、化療後口乾，乏力，納少者。

15. **牛筋血藤骨脂湯** (《疾病的食療與驗方》)

【材料】牛蹄筋 50 克，雞血藤 30 ～ 50 克，補骨脂 10 克。

【功效】補益氣血。

【製法】將上述洗淨，水煮 1 小時後筋爛即成。

【服法】取汁飲，每日 2 次分服。

【主治】癌症放、化療後白細胞低下者。

16. 黃芪粥 《實用抗癌藥膳》

【材料】黃芪 80～120 克，粳米 30～60 克，紅糖 5～10 克，橘絡少許。

【功效】健脾養胃，利水消腫，補益元氣。

【製法】將黃芪濃煎取汁，加入粳米 30～60 克，紅糖 5～10 克，略加橘絡少許，一同煮至粥熟即可。

【服法】每日 1 次，可常服。

【主治】癌症術後預防復發和癌性胸腹水的患者。

【使用注意】治療癌性胸腹水時，選用生黃芪，其餘用炙黃芪。

17. 雞血藤黃芪大棗湯 《常用老年保健中藥》

【材料】黃芪 15 克，雞血藤 30 克，大棗 5 枚。

【功效】補血益氣。

【製法】將以上藥物一起煎湯。

【服法】每日 1 劑，分兩次服。

【主治】癌症放、化療後，白細胞減少者。

18. 銀耳羹 《四川中藥志》

【材料】銀耳 6 克，冰糖 15 克。

【功效】滋陰潤肺，養胃生津。

【製法】用溫水將銀耳浸 1 小時，摘去蒂頭，擇淨雜質，然後入鍋，加水適量，小火燉 2～3 小時，待銀耳熟爛湯稠，兌入溶化的冰糖汁即可服用。

【服法】每日 1 次，可常服。

【主治】癌症放療患者或預防癌症。

19. 百合田七燉兔肉 (《台灣民間食品》)

【材料】百合 40 克，田七 15 克，兔肉 250 克，鹽冷水適量。

【功效】清熱解毒，滋陰養胃。

【製法】將百合洗淨，田七切片，兔肉切絲，一起放入鍋內，加適量冷水，用小火燉熟，加鹽調味後即可。

【服法】飲湯或佐餐。

【主治】各種癌症患者放療期間食用。

20. 百合雞子黃湯 (《金匱要略》)

【材料】百合 45 克，雞蛋 1 枚。

【功效】潤養心肺，安神。

【製法】將百合浸一晚，出白沫，去其水，用清水煮，加雞蛋黃攪勻再煮，放白糖或冰糖調味即可。

【服法】每日 1 次，可常服。

【主治】癌症患者驚悸不寧，嘔吐。

21. 海帶決明飲 (《實用抗癌藥膳》)

【材料】海帶 1 尺長，草決明 30 克。

【功效】潤腸通便。

【製法】先將海帶充分浸泡，去除鹽分後，切成數段，和草決明一起煎煮。

【服法】飲湯食海帶。

【主治】適用於癌症便秘患者。

【使用注意】草決明不能久煎，最好等海帶煮熟後再下。

22. **蘆薈排骨湯** (《實用抗癌藥膳》)

【材料】蘆薈新鮮葉片 3 ～ 4 片，小排骨 300 克，柴魚片 10
克，鹽少許，冷水適量。

【功效】清熱涼肝，健脾潤腸。

【製法】將蘆薈葉片洗淨，用刀劃數道痕，再用刀背拍碎，
放入瓷燉鍋內。排骨選用油少者，去油脂，洗淨，
與魚片一起放入鍋內，加少許鹽，再加 1440 毫升冷
水，將排骨燉熟，即可取出食用。

【服法】飲湯食排骨。

【主治】癌症便秘患者。

23. **枸杞豬肉甲魚湯** (《台灣民間食品》)

【材料】枸杞 40 克，瘦豬肉 150 克，甲魚 560 克，鹽、冷水
適量。

【功效】滋陰養血，補益肝腎。

【製法】將枸杞子洗淨，瘦豬肉切細，甲魚去內臟，切塊。
將上述原料放入鍋內，加適量冷水燉熟，撒上鹽調
味，即可食用。

【服法】飲湯食肉。

【主治】各種癌症手術後。

十、康復比治療更重要

癌症的康復是一個漫長而艱辛的過程，它不
僅要求身體的康復，而且更注重心靈的康復。勇
敢面對癌魔，快樂生活每一天是我們抗擊癌魔的
法寶。

不可忽視的康復治療

大家可能對癌症的治療比較熟悉，但手術、化療或放療後，
患者到底該做甚麼似乎都很茫然。其實，對於癌症患者而言，雖
然臨床正確治療很重要，而後期的康復治療更為重要。這是因為
癌症治療與一般疾病有不同之處：

(1) 癌症患者臨床治癒不等於真正的生物學上的治癒，因為有
    相當部分患者還會復發和轉移，需要做好預防復發和定期
    檢查監測。
(2) 現代治療均為損傷性治療，如手術會造成患者形體損毀和
    臟器功能損害，化療和放療會造成嚴重的併發症。因此臨
    床治療後需要繼續做康復治療，減輕器官傷殘的影響，改
    善功能障礙。

(3) WHO 認為癌症是一種慢性病。慢性病不僅需要注重治療，更需要重視康復，可以說康復治療決定了患者的生活質量和生存週期。

臨床中，我們也常常碰見這樣的患者，因為癌症復發或轉移來就診，談到既往的治療情況時，患者都說還以為經過一些痛苦治療後，就萬事大吉了，所以，根本不清楚還需要繼續康復治療，當出現復發或轉移時，才後悔莫及。事實是這樣的，我們知道癌症是全身性疾病，在癌症早期癌細胞就可能轉移，對於轉移的癌細胞及微小癌灶，無論是手術、放療、化療、介入治療，還是中醫中藥治療、微創治療、藥物靶向等治療方法都不能把它們徹底消滅。絕大部分癌症無法徹底根治，其中 5 年內復發轉移率在 80% 左右，5 年以後復發轉移率 10% 左右，最終 90% 以上的患者死於復發轉移。

為了預防復發轉移，必須加強康復治療。當然，癌症康復醫學是一門專門的學科，癌症康復治療包括中醫治療、西醫治療、心理治療、飲食營養治療、體能鍛鍊及氣功治療等綜合方法。事實證明，通過有序的康復治療，不僅能強化免疫功能，提高癌症患者的生活質量，而且，能改變機體的內環境，改變“癌”狀態，消除癌細胞賴以生存的土壤，抑制或消滅轉移的癌細胞及微小癌灶，使其不再繁殖發展，有效控制癌瘤的復發和轉移。

癌症康復治療是一個長期過程，一般要堅持 5 年以上。因為癌症復發轉移大部分在 5 年以內，特別是第 2 ～ 3 年復發轉移率最高，5 年以後復發轉移的幾率很低，可以認為治癒，不一定再綜合康復治療了，但是，心理調適、合適膳食、適當運動、經常自查及 1 年 1 ～ 2 次覆查還是需要的。

中醫藥是癌症康復的保障

癌到底是甚麼？這是我們抗擊癌症的關鍵問題所在。我們認為 "癌" 就是一種狀態，一種人與自然，人體內部五臟六腑之間失衡的狀態。要想預防和控制癌症，就必須改變 "癌狀態"，改變產生 "癌細胞" 的 "癌環境"。而現代治療手段雖然能有效殺傷癌細胞，但卻導致機體內環境的進一步惡化，也為癌轉移和復發埋下伏筆。

中醫藥治療的核心理念就是辨證論治和整體觀，重視機體內臟腑、氣血、陰陽的平衡，這對於疾病的康復至關重要，特別在癌症康復階段，中醫康復治療發揮越來越重要的作用，中醫 "既病防變" 和 "治未病" 的 "整體恆動" 原則，"情志可致病，亦能癒病" 的精神攝生方法，藥食同源的食療養生等系列 "雜合以治" 的康復手段，為結束常規治療的癌症患者提供了有效的康復治療途徑。

中醫在腫瘤康復中的作用不僅局限於扶正及強化機體免疫功能，更重要的是通過對臟腑氣血功能的梳理，重新建立人與自然、人體內部的一種全新的平衡狀態，改變癌症患者所處的 "癌狀態"，從而清除體內殘留的癌細胞，杜絕癌細胞的再度生長。這就是我們通過 10 多年臨床實踐，提出的癌的 "狀態療法"。我們認為，通過中醫藥改變 "癌狀態"，是腫瘤康復的重要保障！

解除心魔是癌症康復的秘訣

有人曾對一組癌症患者的生活史作過調查，發現這些患者的一個共同特點是：從童年時便留下了不同程度的心理創傷，他們或早年喪母，或青年失戀，或中年喪偶，或老年失子。所有這些精神刺激，使他們變得沉默寡言、顧影自憐，對生活失去信心，對工作缺乏熱忱，進而抑鬱悲傷，情緒緊張，精神壓力沉重。

德國科學家巴特魯施博士在研究白血病患者的心理時發現，病情發生比較嚴重的 10 位患者中有 9 個與絕望、孤獨的心情有關。美國國立癌症研究所對早期施行手術治療的惡性黑色素瘤患者實行預後觀察，結果發現對治療效果表示懷疑、情緒壓抑、焦慮的患者，病情常常復發且癒後不良。

由此可見，一個人能夠經常保持豁達的性格和良好的情緒，培養和維護健全的人格及社會適應能力，對於防治癌症是非常重要的。

在探索征服癌症的眾多途徑中，對癌症患者心理特徵的關注和重視具有重要意義。多數癌症患者的心理特徵是：

(1) 在認識上，認為得了不治之症，以至於談癌色變；

(2) 在情緒上，產生"這下可完了"的悲歎，絕望感強烈；

(3) 心理上嚴重失衡，正常心理活動得不到調節，功能明顯降低；

(4) 易受不良感受影響，看到別的患者嘔吐，自己也會感到噁心；

(5) 受癌恐懼的影響，在癌症治療上配合度較差。

因此，臨床診療中一定要不失時機地對癌症患者進行心理疏導，開展多環節、多層次的心理治療，如信心療法、想像療法、放鬆療法、談話療法以及精神寄託療法等，使癌症患者從悲觀轉為樂觀，從恐懼感中解脫出來，從而有信心制伏癌魔，從被動地接受抗癌治療轉為主動迎戰癌症，發揮大無畏的勇猛精神，去攻克頑固的癌症堡壘。

總之，對癌症患者心理治療也應採取機智、靈活、多變的方法，也應高度"個別化"，切忌泛泛而談，只要是患者認為"有益的治療"均可一試。

對於癌症患者而言，更應該放鬆情緒，自我安慰，積極配合醫生進行各種檢查和治療。堅強的求生意志是最終戰勝癌症的根本，並避免和減少參加各種可造成不良情緒的活動或緊張的工作。

我們曾治療 1 例晚期前列腺癌多發骨轉移的患者，患者 9 年前在某西醫院被確診為前列腺癌多發骨轉移，並被告之生存期大約半年。患者並未因此放棄治療，主動尋求中醫診療，我們根據患者病情，確定了中藥配合內分泌治療為主的診療方案，經治療患者病情好轉，目前已生存 12 年，在整個治療中，患者始終保持了樂觀向上的心態，並積極幫助更多的癌症患者。從這例患者治療情況看，合理治療、科學規範用藥和患者的積極心態是臨床療效的關鍵。

飲食抗癌是癌症康復的最高境界

　　公元 217 年，西晉的傅玄在《口銘》中提出了一句至理名言："病從口入"。在醫學高度發達的今天，這句話又有了更深的內涵。現代醫學認為，癌症主要是環境因素引起的，而諸多因素中，飲食因素佔有重要地位，約有 40% 的癌症是由飲食引起的。從世界癌譜分析可知，消化道腫瘤佔全部腫瘤的 30%，在中國因患消化道癌死亡的患者所佔比例佔全部腫瘤的 65%。因此，飲食因素與癌症關係的研究，已受到世界各國醫學家的普遍關注。

　　合理的飲食能將患癌的危險性減少 30% ～ 40%，如果加上不吸煙，患癌的危險性可減少 60% ～ 70%。防癌的辦法就在每個人的手中，健康的飲食生活方式必將有利於健康長壽。健康的飲食習慣主要體現在以下幾個方面：

（1）合理安排飲食。以植物性食物為主，每天的食物中蔬菜、水果、豆類、穀物應佔 2/3 以上，因為新鮮蔬菜、水果、穀類、豆類中含有維生素 C、維生素 E、紅蘿蔔素、微量元素硒、鉬、鋅和膳食纖維等多種防癌物質。

（2）多吃蔬菜、水果。每人每天應吃 400 ～ 800 克的蔬菜、水果。新鮮綠葉蔬菜、紅蘿蔔、土豆和柑橘類水果防癌效果最強。每天吃 5 種以上的水果、蔬菜，而且要長年堅持才有持續防癌作用。

（3）多吃粗糧。每天吃 600 ～ 800 克用各種穀物、豆類、植物根莖做成的食物。加工越少的食物越好，少吃精製糧。全麥麵粉、粗糙米保留了天然成分及各種營養素。高纖維飲食能減少致癌物在腸內的存留及吸收，防止便秘，有利於預防腸癌、乳腺癌及胰腺癌。

（4）不提倡飲酒，即使要飲，也要限制，成年男性一天不超過2杯，女性一天不超過1杯(1杯的量相當於250毫升啤酒或100毫升果酒或25毫升白酒)。過量飲酒能增加患口腔癌、咽喉癌、食管癌、肝癌、腸癌、乳腺癌的危險性。

（5）限制肉類食品。如果愛吃肉應限制在每天吃瘦肉(豬、牛、羊)少於90克。可選擇魚和禽肉代替瘦肉。因瘦肉會增加患腸癌、胰腺癌、腎癌、前列腺癌的危險性。

（6）限制高脂肪飲食，特別是動物脂肪，選擇恰當的植物油並節制用量。脂肪的消耗應低於總熱量的25%，少吃油炸食品。每人每天植物油用量應控制在25克以內，每人每月不超過750克。動物脂肪是飽和脂肪，攝入過多會增加患癌的危險性。

（7）少吃鹽及醃製食品。成人鹽的每日消耗量應少於6克，高鹽飲食增加患胃癌的危險性，也是致高血壓、心臟病、腦中風及腎病的危險因素。

（8）不吃在常溫下存放時間過長、可能受真菌污染的食物。食物在常溫下易生黃麴酶菌，易致肝癌。

（9）食物保持新鮮。用冷藏方法或其他適宜方法保存易腐爛的食物。冷藏方法的普及可防止生物污染並減少了醃製食品消耗量，並保證了一年四季有新鮮蔬菜及水果，有利於降低癌症發病率。

(10) 食品中的添加劑、污染物及殘留物的含量，低於國家所
規定的限量時即是安全的，但是亂用或使用不當會影響健
康，這在發展中國家是較常見的。中國也應特別重視及警
惕。除加強監測及控制外，應採取沖洗、削皮、浸泡、加
熱等方法減少污染的危害。不吃燒焦的食物，直接在火上
燒烤的魚和肉或醃、燻肉只能偶爾食用。因為明火燒、
烤、燻的食物可產生致癌物，醃製食品產生的亞硝酸鹽化
合物也能轉化成致癌物，因此偶爾吃時也應與新鮮蔬菜、
雜糧類食品混合食用。必要時服用營養補充劑。對於遵循
以上建議的人來說，一般不用食用營養補充劑。營養補充
劑對減少癌症的危險性可能沒甚麼幫助，因為食物中的各
類營養素及其他成分相結合，可以抵禦癌症。科學證明富
含維生素 C、維生素 E、紅蘿蔔素的食品能預防癌症，而含
這些成分的營養補充劑不一定有同樣效果。如果身體有特
殊情況需要補充，一定要在醫生指導下補充。有益於防癌
的多種維生素及微量元素並非多多益善，過量食用反而會
帶來不良反應。

濫補是癌症康復中的大忌

濫補是目前癌症康復中常見的現象，其實這種方法不僅不
利於患者康復，反而會影響患者的康復速度。筆者曾診治一位肺
癌術後的患者，患者來時精神較差，食慾也不好，詢問情況時得

知，患者兄弟姐妹多，得知她患病手術後，每天派人給做各種各樣的補益食品，如雞湯、魚湯、甲魚湯、參湯等等，有時，一天要吃好幾種，希望她的身體能迅速補養起來，但是，事與願違，患者反而食慾越來越差，身體狀況也沒有起色。其實，這是一種普遍存在的盲目進補的案例。

我們的祖先很早就認識到"虛不受補"，對於癌症患者而言，如何補養十分重要。臨床中，有些觀點認為：癌症患者不能補，補多了，癌細胞就長得快了；還有一種觀點認為必須大量進補營養品，生怕補不上。其實，這兩種觀點都有些偏激，癌症患者除保證膳食的合理搭配外，可以有計畫正確選擇補養品。比如，很多患者都服用西洋參，但並非所有癌症患者都適合，從臨床看，西洋參為清補之佳品，特別適用於腫瘤晚期或手術、放療和化療後見氣陰兩虛兼有虛熱的患者，常表現為久咳、口咽乾燥、心煩失眠、四肢倦怠、氣短等症狀。而對於陽氣不足、胃有寒濕者的腫瘤患者均應忌服西洋參。這類患者常表現為面色蒼白、臉浮肢腫、畏寒怕冷、心跳緩慢、食慾不振、噁心嘔吐、腹痛腹脹、大便溏薄、舌苔白膩等，許多反覆化療的患者往往會出現這些症狀，所以對於化療後的患者使用西洋參時一定要多注意。

癌症康復期如何管好嘴

管好嘴對於癌症患者的康復具有很重要的意義，但如何管好嘴卻不是一件很容易的事情，筆者認為要管好嘴，首先應知道哪些能吃，哪些不能吃，這就是老百姓說的忌口。關於癌症患者是否忌口，醫家有不同的看法。從中醫食療理論及臨床實踐看，可以說忌口有益，但不必太嚴格。一般而言，根據患者臨床辨證分型的不同，適當地禁忌某些食物是必要的，這對提高治療效果和促進患者康復是有益的。如患者經常嘔吐泛酸、自覺飽悶、大便稀溏、食少體倦等，飲食應忌寒冷的食物及肥甘厚味等；如患者自覺高熱、口渴、出虛汗、經常起火癤子，飲食應忌熱性食物和補品等。關於蝦、蟹、無鱗魚等發物，多易引起過敏，癌症患者不宜食用。如果在日常生活中，常吃肉、蛋、奶製品等，便可維持必要的營養。

　　如何安排好癌症患者的飲食對癌症患者的康復具有重要意義。實踐中，大家不妨從以下幾方面考慮，做到飲食巧安排：

（1）經常更換菜餚品種，注重菜餚的色香味調配，以增加患者的食慾。

（2）保證患者有足夠的蛋白質攝入量，經常食用豬肉、牛肉、兔肉或雞鴨家禽等。

（3）避免食用不易消化的食物，多食煮、燉、蒸等易消化的食物，少食油煎食物。

（4）多食富含維生素的蔬菜、水果及其他一些有助於抗癌的食物，如蘆筍、海帶、海藻、洋蔥、大蒜、蘑菇等。

（5）合理使用中醫藥膳治療。

　　哪些食物對癌症患者康復有益呢？足量的維生素 C、維生素

A，微量元素硒、鉬等，可以起到抵消、中和、減低致癌物質的致癌作用，達到防癌、抗癌的作用。

（1）富含維生素Ｃ的食物：各種新鮮蔬菜和水果，如芥菜、香菜、青蒜、薺菜、菜花、柿椒、柑橘、鮮棗、山楂、各種蘿蔔、圓白菜、草莓、綠豆芽、四季豆、番茄、冬筍、香蕉、蘋果、杏、獼猴桃等。

（2）富含維生素Ａ的食物：雞肝、牛肝、鴨肝、豬肝、帶魚、蛋、紅蘿蔔、紅薯、豌豆苗、柿椒、芹菜、萵筍葉等。

（3）富含大蒜素的食物：大蒜、葱。

（4）富含微量元素的食物：肉、海產品、穀物、大蒜、葱、芝麻。

（5）提高免疫力的食物：獼猴桃、無花果、蘋果、沙丁魚、蜂蜜、牛奶、豬肝、猴頭菌、海參、牡蠣、烏賊、鯊魚、海馬、甲魚、山藥、烏龜、香菇。

擺脫“患者角色”

　　對於癌症患者而言，如何擺脫“患者角色”是患者康復的重要基礎。臨床中，我們常常接觸了很多不同癌症的患者，也能感受到患者及家屬心中的那份恐懼和擔憂。當然，現實生活並非到處都是陽光，但對於癌症患者而言，彷彿現實生活帶給他們更多的苦難。所以，作為臨床醫生而言，我們不僅要治療患者身體的疾病，更重要的是要治療他們心理的疾患。

　　生活本來就不會一帆風順，挫折、失敗對於每個人而言都會存在。關鍵是你如何面對這些困境，如何堅強地挺過來，這或許是對你毅力的一次嚴峻的考驗，那麼，跨過一步就會陽光燦爛。對於癌症患者而言，如果你將癌症看得太重，心裏的恐懼和失望就會讓你放棄最後一線希望。大家可能都知道癌症的死亡原因中，大約 30% 的患者是被"癌"嚇死的。記得有一個晚期肝癌腹水的患者，一開始，他並不知道是癌症，所以，很樂觀，也很配合，病情很快得到緩解，腹水消失，一個偶然的機會，他知道患肝癌的消息後，一下絕望了，病情急劇惡化，1 週左右就過世了。同樣，筆者曾診治的一個晚期惡性淋巴瘤的患者，他自己對病情瞭如指掌，但他從來沒有認為自己是一個絕症患者，而是積極樂觀地採用中西結合治療，最後痊癒，目前已正常存活 15 年。

　　其實，癌症並不可怕，筆者希望更多的患者勇敢地走出"癌"的陰影，未來的世界會更精彩。

定期檢查不可忽略

　　臨床診療中，經常有患者問："需要定期檢查嗎？"筆者認為定期檢查不能忽略。許多患者因為害怕檢查出問題，而逃避檢查，這是一個很錯誤的觀點。癌症並非因為不檢查就不會復發、不會轉移。逃避檢查是對自己不負責任的態度。得了癌症並不可怕，關鍵是我們如何早期發現癌症可能再"死灰復燃"的苗頭，將這些苗頭及時控制。

　　筆者曾治療一位直腸癌術後的患者，雖然手術時已發現了淋巴結轉移，但患者手術後採用化療，同時結合我們的中醫藥治療，身體狀況恢復很好。但不幸的事情，發生在手術後 1 年半，患者出現肝轉移，值得慶幸的事情是由於及早發現，患者又成功實施了肝轉移癌的切除術。手術後，患者仍堅持服用中藥，到目前為止，再沒有發現任何轉移跡象。

練練太極，讓氣血更調順

　　迎着晨曦，在公園中我們總能看見這樣一羣晨練者，他們彷彿在做一種舒展的體操鍛鍊，鍛鍊者動作行雲流水，連綿不斷，這就是人們常説的"太極拳"。

　　太極拳是中華武學的精髓，也是中醫傳統養生法的重要組成部分，其主張"以意導氣，以氣運身"，強調舉動輕靈，運作和緩，呼吸自然，用意不用力。是靜中之動，雖動猶靜，靜所以養腦力，動所以活氣血，內外兼顧，身心交修。也就是使意識、呼吸、動作三者密切結合，從而達到調整人體陰陽，疏通經絡，和暢氣血，使人的生命得以旺盛，故可使弱者強，病者康，弱者復壯，起到增強體質、祛病延年的作用。

　　我們推薦癌症患者不妨學學太極拳，太極拳養生關鍵在於形神雙修，通經活絡。首先，中醫認為情志活動與臟腑生理功能有密切的關係。不良的情志刺激往往容易使人體臟腑氣機紊亂，氣血陰陽失調而致病。所以，中醫養生強調"恬淡虛無"、"精神內守"，而太極拳獨特的心靜用意，使心更易入靜，可有效阻斷情志因素對人體臟腑氣血陰陽的干擾，護衛"元神"正常發揮其調控人體身心健康的功能，從而預防疾病的發生。其次，中醫在養生防病中十分強調經絡的通暢。正如《靈樞》曰：「經脈者，所以能決死生，處百病，調虛實，不可不通。」經絡貫通上下，溝通內外，內屬於臟腑，外絡於肢節，氣血循經運行，週而復始，共同維護機體的陰陽平衡。太極拳獨特的習練方式可有利於通經活絡。在太極拳輕慢鬆柔的運動中，對全身300多個穴位產生不同的牽拉、擰擠和壓摩作用，從而有效地激發經氣，促進了經絡的暢通透達，使氣血充盈灌注全身，濡養各臟腑組織器官，協調陰陽，保證了人體機能相對平衡狀態，增強了機體抗禦病邪和自我修復能力。

改善「癌狀態」的良方

通過臨床研究，我們認為癌是一種狀態，要想更好預防和治療癌症就必須改變「癌狀態」，根據這一創新理論，我們研製開發了改變「癌狀態」的良方——體若康膠囊。

體若康膠囊選用黃芪、烏梅等多種純天然組分配合全蠍有效成分，利用全蠍有效成分激活經氣，使氣血調和。採用黃芪、烏梅等多種純天然組分平調陰陽，養正防癌。

黃芪：黃芪(耆)素以「補氣諸藥之最」著稱，是一種名貴的中藥材。

有大量的現代藥理文獻報道表明，黃芪能增強機體免疫功能，促進抗體生成，還能保護肝臟，增加血細胞。可提高腫瘤細胞內環磷酸腺苷的含量，能抑制腫瘤生長，甚至使腫瘤細胞逆轉。黃芪可增加病毒誘導干擾素的能力，並增強細胞對干擾素的敏感性。此外，還可以促進周圍血中白細胞增加，對抗化學物質、放射線或其他原因引起的白細胞減少，能顯著提高單核巨噬細胞的吞噬能力。黃芪對細胞和體液免疫均有促進調節作用。本產品採用醇提的工藝，可以盡量保留其有效成分。

所配合使用的蠍子、靈芝、烏梅、枸杞子均為藥食同源的原料，安全有效，協同黃芪發揮免疫調節的保健作用。

實驗研究表明：體若康可以明顯提高免疫功能，調節免疫監控能力，改善體質狀況。臨床研究亦顯示：體若康對體質虛弱者有明顯效果。特別適用於腫瘤術後及放、化療的患者，能有效改善癌狀態，預防癌症的發生。

十一、良好生活習慣是防癌的 最好藥物

不良的生活習慣是導致癌症的重要原因。這與現代社會快節奏、高壓力的生活方式以及人們對自身健康的忽視是分不開的。保持良好的生活習慣是預防癌症的最好藥物。

吸煙是肺癌的罪魁禍首

自 1980 年代起，肺癌就已成為全球範圍內發病率最高的癌症，並且其發病率正在逐年上升，在發達國家如美國等，肺癌的發病率佔常見癌症的首位，為第一位癌症死亡原因，在北京、上海、廣州等發達城市肺癌也已然躍居羣癌之首，據衛生部信息中心的統計數據顯示，2000～2005 年，中國肺癌標化發病率男性上升了 26.9%，女性上升了 38.4%。目前研究已證實一些危險因素同其發病密切相關。首先是吸煙，這是誘發肺癌的最主要因素，在全球大部分國家，90% 的肺癌由吸煙引起；其次是吸二手煙，在不吸煙卻患非小細胞肺癌的人羣中，大約 25% 是由吸二手煙引起的。由於沒有有效的治療手段，肺癌的 5 年生存率不足 15%。在因肺癌死亡的患者中，80% 的男性及 45% 的女性跟吸

煙有關係，包括吸煙及被動吸煙。男性吸煙者中肺癌死亡率是不吸煙者的 8 ～ 20 倍，可以說每 10 秒，世界上就有一人死在"香煙"手上。吸煙與肺癌的發生也呈現劑量效應關係，打個比方，如果這個人每天抽煙 25 支，連續抽煙 20 年以上，肺癌的發病率就是十萬分之 227；如果每天抽煙 15 ～ 24 根，那就是降到了十萬分之 139；如果每天就抽 1 ～ 14 支，降得更低，降低到十萬分之 75。這是包括中國在內的多個國家，40 多個流行病研究中心調查得出的結果。

煙草的煙霧中含有多種化合物，有 500 多種對人體有害，其中包括 43 種致癌物。煙草中的致癌物質主要有：尼古丁、二甲基亞硝胺、乙甲基亞硝胺、二乙基亞硝胺、亞硝基吡咯烷、肼、氯乙烯等，它們都是誘發癌的主要因素，其中尼古丁的危害最強。一支煙中含有的 0.5 ～ 3 毫克尼古丁可致 1 隻小鼠死亡。25 支煙中的尼古丁可致一頭壯牛死亡。一氧化碳、一氧化氮、甲醛、丙醛烯等，雖無直接致癌作用，但可增加發生肺癌的可能性。另一些物質，如苯並芘、喹啉等可導致增殖細胞突變，已知苯並芘有很強的致癌性。吸煙除引起肺癌外，尚可引起口腔癌、喉癌、食管癌、胃癌(尤其是賁門癌)、肝癌、腎癌、膀胱癌、皮膚癌、宮頸癌和胰腺癌，亦易引發慢性支氣管炎、肺氣腫，繼而導致肺源性心臟病(肺心病)，發生高血壓病、冠心病、心肌梗死的危險度增加，可促使消化性潰瘍病發病增多、治癒延期、復發增加等，並可促進胃食管反流而引起食管炎。

那麼有些人要問了，為甚麼有些人抽一輩子的煙也沒得肺癌，而有些人從未抽過煙也得了肺癌？這與各人體質不同有關。

煙霧中引起肺癌的致癌物如苯並芘類，必須經過人體內一種名叫烴化酶的物質加工處理才能產生致癌作用。這種酶活力高者容易發生癌症，而活力低者就不容易患癌。另外，吸煙導致的肺癌往往要延後 20 ～ 30 年甚至更長的時間，因此現在沒發病不代表不會發病。而不吸煙者發生肺癌的原因也可以歸咎於吸煙者，吸煙時釋放的煙霧是造成不吸煙者患肺癌的主要原因，其他因素還包括氡氣、石棉、鉻和砷（砒霜）污染，做飯時的油溶煙霧以及環境中的懸浮顆粒污染。值得關注的是，近幾年來被動吸煙者肺癌的發病率持續升高，可見吸煙危害的不僅僅是吸煙者本人的健康，周圍的其他人也會因被動吸煙而影響身體健康，夫婦中只要有一個人大量吸煙，另一個人患肺癌的危險性就會大大增加。這是因為被動吸煙者吸入的香煙煙霧中致癌劑的含量比吸煙者自己吸入的要高 50 倍以上。調查還發現，不吸煙的女性與吸煙者結婚，其患肺癌的危險性為與不吸煙者結婚的人的 1.5 ～ 3 倍。雖然被動吸煙只吸入少量煙霧，但其中的毒性化學物質的含量已經相當可觀了。

同樣是吸煙，哪些人屬於肺癌的高危人羣，是怎麼界定的呢？吸煙人羣中易罹患肺癌者與下列因素有關：

(1) 吸煙 20 年以上；

(2) 20 歲以下開始吸煙；

(3) 每天吸煙 20 支以上；

(4) 一支接一支抽，吸剩的煙頭短；

(5) 每口吸進的煙量多，且大部分吸入肺部；

(6) 有慢性支氣管炎而又吸煙者。在醫學上，以吸煙指數來衡量煙民，如一位煙民吸煙 20 年，平均每天吸一包（20 支），那麼，這位煙民吸煙指數就是 20×20 ＝ 400 支 / 年。400 支 / 年是一個界限，如果一位煙民的吸煙指數超過 400 支 / 年，就是一個危險信號。譬如，一位小伙子，15 歲開始吸煙，到不了 35 ～ 40 歲，可能就會得肺癌。據世界衛生組織統計，男性＞ 45 歲，吸煙每年＞ 400 支為肺癌的高發人羣。由此得出：吸煙的數量越多，煙齡越長，肺癌的發病率就越高。

如果您根據上述內容來算已經屬於高危人羣了，那麼建議您每年至少兩次篩查，如果出現以下症狀，都該及時就醫、排查肺癌。一是不明原因的刺激性乾咳，持續兩週以上（突發的、陣陣的、無痰或少痰的咳嗽）。二是血痰（不是成口咳血，而是痰中帶血絲，間斷或持續出現）。三是不明原因肺部同一部位的反覆"炎症"。這些都可能是肺癌早期的典型症狀。出現上述情況後，建議及時到有資質的醫院診治，絕大多數肺癌是會被早期檢出的。在諸多的檢查手段中，胸部常規 X 線檢查包括胸片和胸部透視，胸片可以獲得較為清晰的影像，便於仔細觀察、分析；胸透可以動態地、多角度觀察。痰查癌細胞最好取清晨第一口痰，因為有的肺癌其痰的癌細胞檢出率還不足 50%，因此必須要連查多次（3次以上）才有幫助。此外，還可以進一步做胸部的 CT 或 MRI，相比之下 CT 要更好一些，但要接受一定量的 X 線照射（劑量是允許範圍內的）。進而還可以做纖維支氣管鏡、胸腔鏡檢查；CT引導下肺部病灶穿刺檢查；血清癌標誌物檢查；PET-CT 檢查等。肺癌的預後與癌症的早期發現有極其密切的關係，只有早期發現並得到及時的科學治療，才能取得最佳的治療效果。

應當提出的是，及時戒煙，可大大降低肺癌的發病率及死亡率，現在研究已經表明：

(1) 每日吸 15 支以上香煙的人在減少一半吸煙量後，發生肺癌的危險性明顯下降，戒煙後則肺癌的死亡率會繼續下降。

(2) 戒煙 10 年以上者肺癌的發生率大致會下降到和不吸煙者相同。

(3) 肺癌患者繼續吸煙會增加治療的難度和併發症，而停止吸煙則可能延長生存期，並降低肺癌的復發率。

綠茶可以防癌抗癌

中國是茶文化大國，自古就有飲茶的習慣。在《本草綱目》中記載："茶味苦甘，微寒無毒，主治瘻瘡，利小便，去痰熱，止渴，令人少眠，有力悦志，下氣消食"。大家都知道飲茶的好處有很多，比如可以興奮神經中樞，消除疲勞，少睡益思；可以補充多種維生素，增強體質；可以促進食物吸收和新陳代謝；可以調節人體糖代謝預防糖尿病；可以利尿，增強腎臟的排泄功能；抗衰老，預防冠心病等等。我們這裏要説的，是茶的另一個與我們健康息息相關的保健功效，即喝茶可以防癌。我們平時經常喝的茶包括綠茶、紅茶、烏龍茶等等，而其中綠茶的抗癌防癌作用則為最強，這是因為綠茶是一種未發酵過的茶，比起一般的熟茶如紅茶與烏龍茶等，綠茶沒有經過氧化，保留了比較多的天然成分。如綠茶對 N- 亞硝基化合物(一種致癌物)的合成阻斷效果最好，平均阻斷率達 82% 以上，而紅茶僅為 43%。

多年來歐美等國以及日本、韓國和中國學者對於綠茶的抗癌作用做了大量的研究，結果顯示綠茶能降低乳腺、前列腺、肺部、口腔、膀胱、結腸、胃、胰腺等多種腫瘤發生的危險性。綠茶防癌在已知的各類能抗癌的食物中名列前茅。

那麼茶葉到底有甚麼神奇的力量呢？原來茶葉中含有茶多酚類，也稱為茶鞣酸或是茶單寧，為主要的抗氧化物質，是茶葉抗癌的有效成分，它可以減少"BCL-XL"蛋白的表達(該蛋白可以抑制癌細胞的凋亡)，從而起到防治癌症的作用。另外，這些酚類化合物具有清除自由基與抗氧化的效用，它對化學致癌物苯並芘類誘導體有很強的抑制作用，還能夠抑制芳基烴受體分子的活性(這種芳基烴受體，在二噁英污染物和香煙中一些致癌物的誘導下，會導致生物體內某些有害基因"開啟"，進而引發癌變))，從而能阻斷某些致癌物質的生成，殺傷癌細胞和抑制癌細胞生長。"獨特的生物化學特性使綠茶的保護作用遍及多種不同的細胞，以致對多種與人發生腫瘤有關的致癌物包括黃麴黴素、氨基酸高溫裂解產物、脫氧核糖核酸損傷等均具有明顯的抑制作用。"美國羅徹斯特大學醫學中心環境醫學院加西維茲如是說。

必須注意的是，飲茶也要講究方法，不適當的飲茶方法不僅起不到預防疾病的作用，反而會對人體有害。因此要想喝茶預防疾病，就一定要持之以恆，天天都喝，每天喝 3 ～ 5 杯，才能達到理想的效果。喝茶最好避開就餐時間，茶葉中含有的單寧酸會阻礙腸胃吸收鐵質，進而影響身體健康，有可能患貧血症。同時應避免喝濃茶，茶葉中含有的咖啡因能促使人體中樞神經興奮，過量飲用濃茶會使人煩躁不安，出現心跳加快，尿頻、失眠等，另外咖啡因還能使人體骨骼中的鈣質流失，長期飲用濃茶會造成骨質疏鬆。

另外，綠茶也並非人人都適宜，因為綠茶屬涼性，如果您的脾胃陽氣不足，或內寒較盛，平時有手腳冰涼，怕冷，易腹瀉等症狀的，喝綠茶反而會加重您的症狀，這樣的話溫性的紅茶或烏龍茶更適合您。

正確喝水也有防癌作用

水是生命的源泉，人體可以說是由水組成的，人體器官組織的含水量大致如下：血液 82%，肌肉 76%，肺臟、心臟 80%，腎臟 83%，肝臟 68%，腦 75%，就連骨骼也含水 22%，可以說大部分人體細胞都是泡在水裏的。水在人體生命活動的過程中扮演至關重要的角色：

（1）水是體液的主要組成部分。人體體液集中分佈在細胞內、組織間和各種管道中，是構成細胞、組織液、血漿等的重要物質；

（2）水是消化液的主要組成部分。人體消化器官分泌的消化液，包括唾液、胃液、胰液、腸液、膽汁等，水的含量高達 90% 以上。食物進入口腔、胃腸道後，要通過消化液的作用，才能被消化吸收；

(3) **水是運送營養物質和代謝產物的載體。**水作為體內一切化
學反應的媒介，是各種營養素和物質運輸的平台，所有這
些代謝活動都離不開水。比如血液運送氨基酸、葡萄糖、
氧氣、酶、維生素、激素至全身，把尿素、尿酸、二氧化
碳等代謝廢物運往腎臟，隨尿排出體外，少數廢物經汗液
中排出體外；

(4) **保持穩定的體溫。**只有在水的幫助下，利用氧氣，攝入體
內的碳水化合物、脂肪和蛋白質三大生熱營養素才能代謝
分解，放出熱能保持體溫。天熱時多喝些水，可以促進代
謝廢物隨尿排出，保持和增加血液容量，補充出汗損耗的
水分，通過體表出汗的散熱，使體溫保持在 37℃左右；

(5) **參與機體的各種代謝。**水可以幫助機體吸收營養、消化食
物、排除廢物、參與調節體內酸鹼平衡和體溫，並在各器
官之間起潤滑作用。

　　正確喝水也有防癌的作用，一天喝水多於 4 杯的男性比喝 1
杯或更少水的男性患癌症的風險要降低 32%。這是因為癌症的
發生，某種程度上可以說是由於代謝廢物、外界毒物等致癌物
或促癌物在細胞周圍的水液中長期滯留、蓄積，最終導致細胞
發生癌變，如果我們能夠讓人體內的水保持順暢的循環，不斷
地將這些髒東西帶走，使細胞周圍的水總是清潔淨化的，人體
的細胞也有了健康清新的生存環境，也就能從一定程度上減少
癌症發生的概率。

隨着大家健康意識的提高，重視喝水的人越來越多了，但真正會喝的人卻為數不多，喝水方法不對，不僅起不到防癌抗癌的作用，反而會適得其反，損害人體的正常生理功能。那麼，怎樣喝水才是最健康的呢？一般來說，健康成人每天需要水 2500 毫升左右。以一個普通成年人為例，如果他的三餐正常，從事的是輕體力活動，每天大概從食物中能獲得 1000 毫升的水，蛋白質、糖類和脂肪代謝供給水分約 300 毫升，那麼，在氣候溫和的條件下，只要每天喝水達到 1200 毫升（大約 6 杯水），就能保證體內水的平衡。當然，這只是一個理論上的數值，是個參考的量，具體到每個人來說，還應該根據實際情況靈活運用。那麼這 6 杯水怎麼喝，甚麼時候喝，一次喝多少，也有技巧。這裏給您推薦一個"喝水日程表"，供您參考：

晨起時：經過一整夜的睡眠，身體開始缺水，血液黏稠度增加，這時喝 1 杯溫開水，可幫助腎臟及肝臟解毒。

到達辦公室時：由於上班路上時間緊張，情緒也比較緊張，身體無形中會出現脫水現象，所以到了辦公室後，喝 1 杯水。

工作一段時間後：可以在休息的時間裏，再給自己第 3 杯水，既可以補充流失的水分，也有助於放鬆緊張的工作情緒。

午餐前及晚餐前 1 小時：各飲 1 杯水，可以促進消化液的分泌，有助消化，另外適當地飲水也可以增加飽腹感，避免吃得過多。

睡前 1 小時：此時再喝上 1 杯水，可以補充睡眠時丟失的水分，減少血液黏稠度的增加，不過別一口氣喝太多，以免晚上上廁所影響睡眠質量。

　　不要等到口渴時再喝水。因為口渴是人體細胞缺水到一定程度才會發出的信號，此時我們的身體已經邁向脱水的邊緣；飲水要少量頻飲，才能充份被消化道吸收，進而補充細胞缺少的水分，喝得太多太快，反而會有大量的水從腎臟排泄出去，起不到補水的作用。

　　飲用水的水質要求軟硬適中，含有適量的礦物質。北方地區水質偏硬，可以用軟水機軟化，沒有條件的也一定要煮沸後飲用，長期飲用硬度過高的水容易引起結石等疾病，從而對健康產生影響；水的酸鹼度以弱鹼性為宜，因為正常人體血液的酸鹼度為弱鹼性，隨着人們生活水平的改善，進食肉類等酸性食物增加，可能會破壞體內的酸鹼平衡，因此弱鹼性水對於身體最為適宜。由此來看飲水以當天煮沸的溫開水為最佳，其次是礦物質含量適當的弱鹼性礦泉水，桶裝水容易被污染，純淨水礦物質含量極低，且呈弱酸性，對人體無益，故不推薦。有些人習慣以咖啡或飲料等代替喝水，這也是不對的，咖啡有利尿作用，過量飲用會導致排尿過多而損失人體水分。也就是説，你喝完一杯咖啡，必須補兩杯水，才能把喝咖啡消耗的水補回來；汽水和可樂等碳酸飲料中大多含有檸檬酸，在代謝中會加速鈣的排泄，降低血液中鈣的含量，長期飲用會導致身體缺鈣，誘發骨質疏鬆症；而且飲料中多含糖，我們的身體僅僅將這些糖 "燃燒" 掉就要消耗相當多的水。而以下幾種水是絕對不能喝的：

(1) **重新煮開的水**：開水重新煮沸，就會使水中的亞硝酸含量超標，給人的身體造成損害，日久還可能引發癌症。

(2) 空氣中久置的水及隔夜水：涼白開水不能留置太久，否則容易造成微生物滋生而被污染。

(3) 老化水：即長時間貯存不動的水，常飲這種水，會使未成年人細胞新陳代謝明顯減慢，影響生長發育，可使中老年人加速衰老，還可導致食管癌、胃癌發病率增加。

(4) 千滾水：千滾水就是在爐上沸騰一夜或者很長時間的開水，還有電熱水器中反覆煮沸的水。這種水，同樣會有亞硝酸鹽的含量增加，增加中毒及致癌幾率。

(5) 蒸鍋水：蒸鍋水就是蒸饅頭、飯菜等食物的鍋底剩餘的開水。常飲這種水，或者用這種水熬稀飯，會引起亞硝酸鹽中毒，且水垢隨水進入人體，會引起多系統病變，甚至引起早衰。

人以胃為本

中醫學認為，胃氣是人體的根本，五臟六腑的正常生理活動都依賴胃氣的營養，胃氣受損，則百病叢生，因此在養生上注重"養胃氣"，在治療上注重"存胃氣"。這裏所說的胃氣，可以理解為脾胃對食物進行消化吸收，進而將營養物質輸佈全身的功能，可以說是人體營養物質的物流中心，如果這個功能受損，人體不能通過進食從外界獲取足夠的營養物質，或者營養物質運輸不暢，無法到達身體的每一個角落，當然會生病了。現代人生活緊張忙碌，生活節奏快，精神壓力大，再加上飲食習慣不良，很容易造成胃氣受損，進而為全身其他各種疾病的發生埋下了禍根。

那麼我們在日常生活中應當注意哪些方面，才能由養胃而養生，防患於未然呢？第一就是要注意飲食，飲食是與脾胃接觸最為密切的因素，飲食不當，可以直接損傷胃氣。飲食上應注意以下幾條：

(1) **少吃油炸食物及醃製食物**：這類食物不僅不容易消化，加重消化道負擔，而且含有多種致癌物質，對人體健康危害較大。

(2) **少吃刺激性食物及生冷食物**：刺激性強的食物對消化道黏膜具有較強的刺激作用，容易引起腹瀉或消化道炎症；生冷食物不易消化，且消毒不徹底，容易造成腸道感染。

(3) **溫度適宜，軟硬適中**：飲食的溫度應以"不燙不涼"為度，溫度過高會燙傷口腔及食管黏膜，過低會刺激腸道，容易引起腹瀉；過硬的食物會摩擦損傷食管上皮細胞及胃黏膜，易誘發食管癌及胃癌等。

(4) **不鹹不淡**：世界衛生組織推薦的成人每日食鹽攝入量為6克，攝入過多的食鹽會增加血容量，進而增加患高血壓病的風險，食鹽攝入量過低則無法滿足人體的正常生理需求。

(5) **不偏食**，適當補充維生素：食物多樣化是中國傳統飲食的一個顯著特點，非常符合健康要求。科學家的最新調查資料顯示，飲食單一、長期偏食、挑食是誘發癌症的罪魁禍首之一。世界衛生組織和糧農組織提出的解決營養問題的第一條原則就是食物多樣化。維生素是保持消化系統正常運轉的重要營養素，維生素C還有解毒和抗氧化作用，因此要多吃蔬菜和水果，保持體內正常的維生素含量，這樣就能有效發揮胃腸道的消化功能，保護胃腸道黏膜。

(6) **規律飲食、定時定量**：每日3餐定時，到了規定時間，不管肚子餓不餓，都應主動進食，每餐食量適度，避免過飢或過飽，更應避免暴飲暴食。研究表明，有規律地進餐，定時定量，可形成條件反射，有助於消化腺的分泌，更利於消化，尤其要注意睡前2～3小時不要進食，因為我們的胃就像一部每天不停工作的機器，睡眠時是它休息及修復自身損傷的時間，如果睡前進食，不僅會影響睡眠質量，而且胃在休息時間被迫工作，容易加重胃黏膜的損傷，進而導致胃癌、胃潰瘍等多種疾病。

(7) **細嚼慢嚥**：對食物充份咀嚼的次數愈多，食物顆粒越細小，就越有利於消化液與食物的充份混合，能夠減輕胃腸道的負擔，使營養物質更容易被消化吸收。

(8) **飲水擇時**：餐前或餐後大量飲水會稀釋胃液，用湯泡飯也會影響食物的消化，所以不建議在此時飲水。

"子午覺" 幫您遠離癌症

俗話說，養生有三大法寶：三寒、兩倒、七分飽。所謂 "兩倒"，就是指要睡好 "子午覺"。所謂 "子午覺"，就是指在子時和午時按時入睡，子時是從23時到次日凌晨1時，夜半子時為陰陽大會，水火交泰之際，稱為 "合陰"，是一天中陰氣最重的時候，也是睡眠的最佳時機，子時之前入睡有利於養陰；午時則是從 11 時到 13 時，也是陰陽交會的時候，此時陽氣最盛，稱為“合陽”，此時午睡有利於養陽。因為按照中醫學的時間節律來看，子時和一年中的冬至相對應，此時自然界的陰氣最盛，而陽氣則剛剛生發並逐漸增強，午時則與夏至相對應，此時自然界陽氣最盛，陰氣初生，而人體與自然界相應，也會有相同的變化，不論陽氣陰氣，在它們初生的時候都是很弱小的，如果我們注意在這個時候加以保護，那麼陰陽之氣就能得到很好的生發和增強，也就能起到養陽及養陰的作用，故而《黃帝內經》說：“陽氣盡則臥，陰氣盡則寐”。

子午覺的主要原則是“子時大睡，午時小憩”，即晚上一定要在 10 點左右就準備睡覺，子時（晚上 11 點）之前最好入睡，對於不得不從事熬夜工作的人，與其一直熬到三四點鐘，不如在子時這段時間睡上一會兒，因為這段時間的睡眠效率遠遠超過其他時間段，可以說一分鐘等於一小時。午覺則只需在午時（中午 11 ～ 13 時）休息 30 分鐘即可，因為此時陽氣盛，工作效率最好，午睡時間過長，不僅浪費寶貴的時間，而且會擾亂人體生物鐘，影響晚上睡眠，但是午睡一定要睡，即使睡不着，也要閉目養神，以利於人體陰陽之氣的正常交接。

如果有些人的作息時間一時無法調整過來，可以試試把早上的鬧鐘調早一小時，這樣晚上也會早睡一小時，這樣作息時間就慢慢調整過來了。如果還是睡不着，可以試試睡前用溫水泡腳，按摩腳底，可以促使心腎相交，水火既濟，促進入睡；或者用減慢呼吸節奏，適當靜坐，散步，躺在床上做幾分鐘靜氣功，看慢節奏的電視，聽低緩的音樂等方法，也可以使身體逐漸入靜，靜則生陰，陰盛則寐，從而逐漸入睡。

　　中醫學認為，人體之所以會生病，其根本原因就在於陰陽失調，癌症的發生也不例外，社科院的報告指出：知識分子平均壽命下降，"過勞死"現象日益嚴重，七成知識分子走在"過勞死"邊緣。現代人，特別是腦力勞動者，白天工作忙碌，精神壓力過大，晚上又習慣長期熬夜，不注意按時入睡，或夜生活過多，多錯過睡子午覺的時機或者不能睡個完整的子午覺，影響人體陰陽之氣的正常生發，損害身體原本健康適宜的內環境，不僅不利於體力和腦力恢復，長此以往，還會讓人處於亞健康狀態，免疫力下降，給癌細胞的產生與增殖擴散提供有利條件，對健康的危害是很大的。所以我們一定要提高睡好子午覺的認識，為自己的將來儲蓄健康。

飲酒要適量而止

　　中國釀酒的歷史悠久，中國人 4000 年前就掌握了釀酒術，酒在敬天祭祖、歡慶節日、宴請賓客、婚喪嫁娶、外交禮儀等場合扮演重要的角色，"酒"成了人生不可少的飲品。在中醫藥發展史上，也素有"醫源於酒"、"酒為百藥之長"之說。漢字"醫"的繁體字"醫"的下半部分"酉"在古漢語中即代表酒。古人認為，酒既可作飲料和調料，又有活血、養氣、暖胃、祛寒作用。如《本草新編》上說"酒，味苦、甘、辛，氣大熱，有毒。無經不達，能引經藥，勢尤捷速，通行一身之表，高中下皆可至也。少飲有節，養脾扶肝，駐顏色，榮肌膚，通血脈。"

從保健方面講，適量飲酒能興奮神經，產生欣快、溫暖的感覺，有提神醒腦、舒筋活血的生理功能，可以鬆弛血管，改善血液循環，還可以提高人體免疫力，增進食慾（以啤酒為主），有利於睡眠。最近，國外對 51 項研究所作的綜合分析顯示，每日飲酒小於 20 克，可使冠心病風險減少 20%。在糖尿病、高血壓、陳舊性心肌梗死患者中，也得到同樣結果；而糖尿病、高血壓又常與冠心病合併存在。適量飲酒對人體的益處，與酒精能升高高密度脂蛋白（可防治動脈粥樣硬化發生、發展）、抗血小板血栓形成和提高人體對胰島素的敏感性有關，從而防治冠心病的發生和發展。由於慢性心衰是老年人羣致死的主要原因，美國 Abramson 醫師對 2235 名老人進行了適量飲酒與慢性心衰風險關係的研究，其慢性心衰的發生率幾乎減少 50%。對有心梗史或左心室功能障礙者不主張終生忌酒，可鼓勵適量飲酒。另外經臨床研究證實，少量飲酒可以顯著改善老年人的衰老症狀，例如改善睡眠、食慾、體力和性功能等。可見，適量飲酒有益健康。

但是，任何事情都是適可而止，過量飲酒則有害無益。酒的主要成分乙醇，是一種對人體各種組織細胞都有損害的有毒物質，能損害全身各個系統：

(1) **神經系統**：慢性酒精中毒的患者，由於酒精能損害大腦細胞、導致大腦皮質萎縮，常過早地發生智力減退，嚴重者可成為癡呆。另外也可導致周邊神經病變，出現手足麻木，感覺異常等。

(2) **循環系統**：過量飲酒導致甘油三酯及膽固醇增加，促進動脈硬化；長期嗜酒的人，交感神經興奮，心跳加快，血壓增高，可因血管破裂發生腦出血；有的人則發生血管舒縮功能障礙，面色蒼白、皮膚濕冷、血壓降低、腦供血不足，易發生腦梗死。長期飲酒者，患中風的幾率是一般老人的 2～3 倍。長期大量飲酒也可導致心功能衰竭，表現為心室擴大和左心室收縮功能低下，引起"酒精性心肌病"。

(3) **消化系統**：長期大量飲酒可導致酒精性脂肪肝，俗稱酒精肝，嚴重者可導致肝硬化及肝癌；過量飲酒可引起胃潰瘍、出血甚至穿孔而危及生命。

(4) **呼吸系統**：嚴重的酒精中毒會麻痹呼吸中樞，出現呼吸異常，甚至導致死亡。

(5) **內分泌系統**：長期大量飲酒可影響體內糖代謝過程，使細胞對於胰島素的敏感性降低，提高糖尿病的發病率。

(6) **生殖系統**：酒精會使男性出現陽痿，對於妊娠期的婦女，即使是少量的酒精，也會使未出生的嬰兒發生身體缺陷的危險性增高。因為酒精在胎兒體內代謝和排泄速率較慢，會對發育中的胎兒造成較大傷害。

此外，長期酗酒者多情緒易激動，易亂發脾氣，判斷力控制不佳，易與人發生衝突，對外界刺激敏感，高犯罪率，精神恍惚，影響工作效率等，從而成為家庭和社會的沉重負擔。

那麼我們說適量飲酒，如何把握這個"量"呢？這要從三個方面來看：一是飲酒次數。決不能一天兩頓或天天喝、頓頓喝。也不能連着應酬喝好幾天。一週適量喝 1～2 次還是可行的。二是適量要因人而異，不能超過個體承受範圍。一般來說每次不能超過 1～2 兩白酒。三是一定量的酒在適合的場合才算適量。

值得提出的是，要避免空腹飲酒，空腹飲酒時由於胃中沒有食物，酒精經胃黏膜快速吸收，直接導致血液中酒精濃度急劇升高，對人體的危害較大，因此在飲酒前應先吃些食物，尤以碳水化合物為佳，因其分解時產生的能量可供肝臟"燃燒"酒精之用。此外還可以選擇一些適當的佐菜，如新鮮蔬菜、鮮魚、瘦肉、豆類、蛋類等，以補充肝臟代謝酒精所需的酶與維生素，切忌用鹹魚、燻腸、臘肉等食品作為下酒的佐菜，因為燻臘類的食品中含有大量色素與亞硝胺等有毒物質，與酒精相互作用，不僅傷害肝臟，而且會誘發癌症。

在酒類的選擇上，最好飲用果酒，如葡萄酒。美國、法國、德國、日本等國科學家分析出葡萄酒內含有多酚類物質，其中白藜蘆醇具有降低膽固醇和甘油三酯及抗氧化的作用。美國心臟病學家證明每天喝 200 毫升紅葡萄酒能降低血漿黏度，使血栓不易形成，可預防動脈粥樣硬化。法國男性的平均壽命為 75 歲，女性為 83 歲，在歐洲首屈一指。談起健康長壽的秘訣，不少人都認為與葡萄酒有關。其次是黃酒與白酒，黃酒是我們傳統的酒類，飲法不同，其保健效用也不同，生喝黃酒，具有消食化積、鎮靜作用，對消化不良、厭食、煩躁等症有效。熱飲黃酒，能祛寒除濕、活血化瘀，對腰背痛、手足麻木和震顫、風濕性關節炎及跌打損傷患者有益。而白酒有通風、散寒、舒筋、活血作用，失眠症者睡前飲少量白酒，有利於睡眠。到了冬天，還可適當飲用滋補酒，以增強機體的抗病能力。但是滋補酒有許多種類，不是每一種都適合自己，選用時一定要針對自己的體質，或諮詢醫生，然後適量飲用，不然不僅起不到滋補的作用，還會適得其反。

　　研究證實，只要加強預防，養成良好的生活習慣，癌症的發病率與死亡率都可以得到控制，希望大家都能通過健康合理的生活方式收穫健康，遠離癌症，給自己和家人帶來幸福安康。

商務印書館 📖 讀者回饋咭

　　請詳細填寫下列各項資料，傳真至2565 1113，以便寄上本館門市優惠券，憑券前往商務印書館本港各大門市購書，可獲折扣優惠。

所購本館出版之書籍：＿＿＿＿＿＿＿＿＿＿＿＿＿＿＿＿＿＿＿＿＿＿＿＿＿＿

購書地點：＿＿＿＿＿＿＿＿＿＿＿＿　姓名：＿＿＿＿＿＿＿＿＿＿＿＿＿

通訊地址：＿＿＿＿＿＿＿＿＿＿＿＿＿＿＿＿＿＿＿＿＿＿＿＿＿＿＿＿＿

電話：＿＿＿＿＿＿＿＿＿＿＿＿＿＿＿　傳真：＿＿＿＿＿＿＿＿＿＿＿＿＿

電郵：＿＿＿＿＿＿＿＿＿＿＿＿＿＿＿＿＿＿＿＿＿＿＿＿＿＿＿＿＿＿＿

您是否想透過電郵或傳真收到商務新書資訊？　1□是　2□否

性別：1□男　2□女

出生年份：＿＿＿＿＿年

學歷：　1□小學或以下　2□中學　3□預科　4□大專　5□研究院

每月家庭總收入：1□HK$6,000以下　2□HK$6,000-9,999
　　　　　　　　3□HK$10,000-14,999　4□HK$15,000-24,999
　　　　　　　　5□HK$25,000-34,999　6□HK$35,000或以上

子女人數（只適用於有子女人士）　1□1-2個　2□3-4個　3□5個以上

子女年齡（可多於一個選擇）　1□12歲以下　2□12-17歲　3□18歲以上

職業：1□僱主　2□經理級　3□專業人士　4□白領　5□藍領　6□教師　7□學生
　　　8□主婦　9□其他

最多前往的書店：＿＿＿＿＿＿＿＿＿＿＿＿＿＿＿＿＿＿＿＿＿＿＿＿＿＿＿

每月往書店次數：1□1次或以下　2□2-4次　3□5-7次　4□8次或以上

每月購書量：1□1本或以下　2□2-4本　3□5-7本　2□8本或以上

每月購書消費：1□HK$50以下　2□HK$50-199　3□HK$200-499　4□HK$500-999
　　　　　　　5□HK$1,000或以上

您從哪裏得知本書：1□書店　2□報章或雜誌廣告　3□電台　4□電視　5□書評/書介
　　　6□親友介紹　7□商務文化網站　8□其他(請註明：＿＿＿＿＿＿＿＿＿＿)

您對本書內容的意見：＿＿＿＿＿＿＿＿＿＿＿＿＿＿＿＿＿＿＿＿＿＿＿＿＿
＿＿＿＿＿＿＿＿＿＿＿＿＿＿＿＿＿＿＿＿＿＿＿＿＿＿＿＿＿＿＿＿＿＿＿

您有否進行過網上購書？　1□有　2□否

您有否瀏覽過商務出版網(網址：http://www.commercialpress.com.hk)？1□有　2□否

您希望本公司能加強出版的書籍：1□辭書　2□外語書籍　3□文學/語言　4□歷史文化
　　　5□自然科學　6□社會科學　7□醫學衛生　8□財經書籍　9□管理書籍
　　　10□兒童書籍　11□流行書　12□其他(請註明：＿＿＿＿＿＿＿＿＿＿)

根據個人資料「私隱」條例，讀者有權查閱及更改其個人資料。讀者如須查閱或更改其個人資料，請來函本館，信封上請註明「讀者回饋咭-更改個人資料」

香港筲箕灣
耀興道3號
東滙廣場8樓
商務印書館（香港）有限公司
顧客服務部收